复原力

疲惫的你如何在快节奏的世界中自愈

[英] 赛琳娜·巴克（Selina Barker） 著

龚伟峰 译

BURNT OUT:

The exhausted person's six-step guide to thriving in a fast-paced world

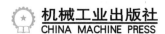

机械工业出版社

CHINA MACHINE PRESS

这本书献给当代快节奏世界中身心疲惫的职场人士，它将教你如何让自己变得活力满满，并且在忙碌的日常生活中将书中方法付诸实践。

本书第一部分将带你探索倦怠感的内在来源；第二部分提供一套恢复自身能量的速成课，目的是帮助你补充体力、休整脑力和调节情绪；第三部分教你运用所学知识，重新设计生活，为工作注入动力，让生活充满复原力。

本书既是一份自愈指南，又是一个工具箱，值得反复翻阅，它将随时提醒你如何为生活添加色彩，制造快乐。

北京市版权局著作权合同登记 图字：01-2021-4881 号。

图书在版编目（CIP）数据

复原力：疲惫的你如何在快节奏的世界中自愈 /
（英）赛琳娜·巴克（Selina Barker）著；龚伟峰译 .
— 北京：机械工业出版社，2022.3

书名原文：Burnt Out: The exhausted person's six-step
guide to thriving in a fast-paced world

ISBN 978-7-111-70252-8

Ⅰ.①复… Ⅱ.①赛… ②龚… Ⅲ.①心理调节 – 通俗读物
Ⅳ.① R395.6-49

中国版本图书馆CIP数据核字（2022）第035075号

机械工业出版社（北京市百万庄大街22号 邮政编码100037）
策划编辑：刘怡丹 责任编辑：刘怡丹 侯春鹏
责任校对：李 伟 责任印制：张 博
中教科（保定）印刷股份有限公司印刷

2022 年3月第1版第1次印刷
160mm×230mm·14.25印张·169千字
标准书号：ISBN 978-7-111-70252-8
定价：59.00元

电话服务　　　　　　　　　　网络服务
客服电话：010-88361066　　机 工 官 网：www.cmpbook.com
　　　　　010-88379833　　机 工 官 博：weibo.com/cmp1952
　　　　　010-68326294　　金 书 网：www.golden-book.com
封底无防伪标均为盗版　　机工教育服务网：www.cmpedu.com

写在前面的话

遍地"打工人",人人"心好累"。

各行各业的工作者都在经历职业倦怠,无论是公司的首席执行官,还是护士、医生、教师,或是记者、学者、创业者、社会工作者、创意发明家……甚至连瑜伽教练都感到焦头烂额、疲惫不堪。

技术本应为生活创造便利,为工作减负,但结果却是我们感觉比从前更疲倦,更紧张,更有压力了。全世界有数十亿人夜不能寐,饱受疲累困扰,他们一边为第二天早上要面对的各项事务忧心忡忡,一边在崩溃的边缘试探,企图进一步绷紧就快失控的神经。

而在不久前,我也是这些人中的一员。

像他们一样,我曾时刻处于肾上腺素飙升的状态,从起床到入睡,一直都在奔忙——我陷入了一场与时间无休无止的竞赛,截止日期总是迫在眉睫,工作堆积如山,桩桩件件都成了紧急事项。

我也一度认为，热爱足以战胜一切。但后来才发现，热爱不仅没能让我对倦怠免疫，反而加剧了痛苦。它不止影响工作，还会为兑现社会承诺、家庭承诺制造重重障碍，结果就是我连洗衣服、买东西、回邮件都无力应对，更谈不上整理房间、按时赶赴约会了。这一连串待办事项无限增多，实在容不下暂停键的位置，刚刚做完一件，新的任务又接踵而至。

这些过分充实的日子几乎将我"榨干"，我早已感到厌倦，却不知该如何改变。

因此只好继续全速前进，害怕一旦松开油门，哪怕只松开一秒钟，身后的紧急任务就会反超，无情地把我掀翻在地。

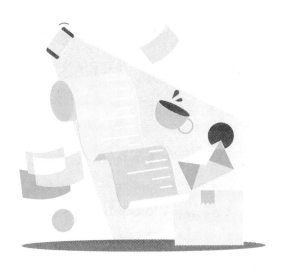

倦怠感无处不在

我并非个例，周围的人好像也有同样的感受。

就在这一天，我环顾身边的朋友，发现大家都处于某种程度的倦怠状态。一些人深陷其中，被迫停工数月，安抚破碎的自我；一些人表现出轻微的倦怠症状，对眼前的事务产生无力感和挫败感（我时常就有这种感觉）；还有一些人多年来一直徘徊在倦怠的边缘……最后得出结论，我真的受够了。

我实在不忍心看到越来越多的人为了生活、事业和所爱的人，逐渐被倦怠感拖垮，他们都曾睿智通透、雄心勃勃。

我想从此告别枯燥乏味的日常琐事，还有这愚蠢的工作方式——似乎只有扬鞭驱赶，营造紧迫感，才是成事的唯一途径。

坦率地讲，我不希望生活中 98% 的时间都被疲惫占据，尽管普遍的论调是"这就是现代生活的真相，你只能接受"。我要推翻这种论调，并且改变这一切。

让一切重新开始

我对所谓的"现代生活"并不陌生。15 年前，我做过一份全职工作，朝九晚五，每天奉命行事，陪伴我的是老板和一张塑料办公桌。当时的想法是，这种被支配的人生不适合我，我不要把生命中最

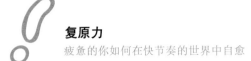

复原力
疲惫的你如何在快节奏的世界中自愈

美好的时光浪费在办公室里。

我自然也得到了相同的回应："没错，没人愿意这样，但现实就是如此。"

现实真的如此吗？

是否有一群人活出了不同的方式？他们凭借做自己喜欢的事赚钱谋生，同时在生活中收获自由与满足？

这群人当然存在。我决定找到他们，向他们学习，为自己钟爱的事业打拼。然后再回来告诉那些渴望摆脱朝九晚五和办公室日常的人们，我是如何做到的。

于是在十年后，我成为一名职业生涯教练，并开始帮助更多人改变他们的生活。我爱这个职业，它除了带给我收入，还带来了自由、创意、乐趣和成就感。我的亲身经历说明，改变这一切，并非痴人说梦。

写给疲惫的你

接下来，我想邀请你一起改变。让我们共同见证：在当下快节奏的数字世界中维持活力，并非痴人说梦。

我坚信，生活本不该如此，工作的压力不应让我们产生不适。每一天也未必以身心俱疲的状态告终。

在那之后的几年间，我致力于研究大多数现代人身陷倦怠的原因并深刻感知，无论外部世界多么匆忙，我们都可以从倦怠的循环中抽离出来，活出自我，继续成长。

为饱受倦怠折磨的人们提供自救指南，已成为我最大的心愿。为此，我准备了一整套适用于不同场景的实用工具，并总结出将它们融入日常生活的具体方式，帮助疲惫的你在快节奏世界中实现自我疗愈。

编写这本书改变了我的生活。现在，轮到你了。

本书使用建议

如果你正面临重度职业倦怠或预感到情况即将失控，请务必先阅读本书的 1~10 页："求助！我陷入了重度职业倦怠"。现阶段你的首要任务是休息和恢复，避免为疲惫的大脑增加额外负担。

不过，如果你已做好准备，决心从倦怠中挣脱出来，那么请直接打开第一部分"倾听自己的声音"，开启自愈之旅。

转变始于内观。本书第一部分将带你探索倦怠感的内在来源，了解内心的恐惧和叙事方式，看清狭隘的信念的本质。你还会获得几样贯穿整段旅程的基本工具。

本书第二部分是一套恢复自身能量的速成课，目的是帮助你补充体力、休整脑力和调节情绪。

本书第三部分则运用前面掌握的知识，帮助你重新设计生活，使你能够茁壮成长。我们将特别关注如何为工作日注入活力。

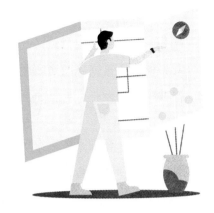

或许在这段旅程中，你会意识到需要酝酿某些更大的变化，例如工作岗位、职业类型、工作模式以及居住地点的变动，相应的注意事项也将在此部分呈现。

这本书既是一份自愈指南，又是一个工具箱，值得反复翻阅，它将随时提醒你如何为生活添加色彩，制造快乐。

或许你的人生轨迹没有因此而改变，但是我保证，这本书包含的工具和活动能够为你的生活带来转机。

在提升复原力的基础上，你将学会设计自己的生活，为它建立新的习惯和仪式感，进而拥有比以往更多的精力和能量。但前提是：立刻行动起来。

要尽快克服拖延和纸上谈兵，请着手尝试书中的练习活动。这意味着你必须为行动预留时间和空间。

复原力
疲惫的你如何在快节奏的世界中自愈

也许此刻的你正被逆境打压，生活彻底失衡，很难给自己留出时间。但请相信，为此付出时间是值得的，你一定做得到。

不要奢求奇迹，奇迹不会凭空出现。切勿犹豫不决，即使你体内隐约有一个鼓励的声音，但同时也还会有另一个声音劝说你站在原地，阻止你做出改变。请用实际行动来坚定自己的想法。

随着阅读的深入，建议你逐渐将相关活动加入到日历或日记中，如有必要，可在手机上设置提醒。

倘若执行中断，设定好的日程事项常被抛诸脑后，那么请拉上一位你信任的朋友在一旁协助吧。你们只需每周联络一次，分享你的进展，庆祝一点一滴的进步，当你偏离轨道时，他（她）还可以适时提醒——不必对此感到意外，不论最初的热情有多高涨，我们都会偶尔掉队。

目录

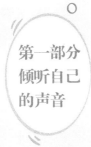

**第一部分
倾听自己
的声音**

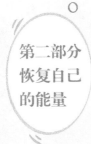

**第二部分
恢复自己
的能量**

复原力
疲惫的你如何在快节奏的世界中自愈

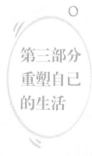

第三部分
重塑自己
的生活

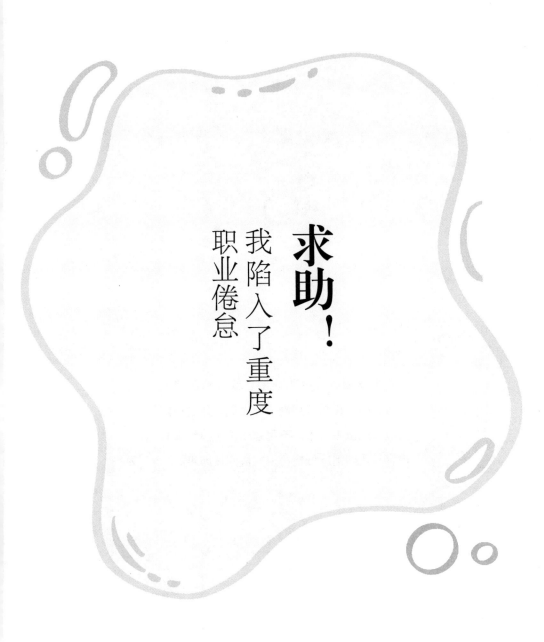

求助！
我陷入了重度
职业倦怠

复原力
疲惫的你如何在快节奏的世界中自愈

如果你正面临重度职业倦怠或预感到情况
即将失控，在采取其他措施之前，休息和恢
复应该是重中之重。不用急于消化掉整本书
内容，待到情况好转再来完成阅读即可。

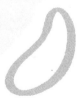

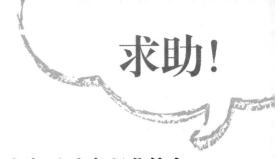

求助！

我陷入了重度职业倦怠

职业倦怠所表现出的症状各不相同。

有些人身体极度疲惫，几乎无法下床。有些人明知自己已经达到极限，却依旧高度兴奋，肾上腺素分泌旺盛，在与失眠和不安的搏斗中屡战屡败。还有些人格外忧郁敏感，经常为细微之事痛哭流涕。

有些人丧失同理心，对曾经钟爱的事业漠不关心；有些人变得愤世嫉俗，质疑所有过去相信的事物；还有些人开始频繁生病、犯错或发生意外，比如将自己锁在门外，或是上错火车。

有些人信心全无，觉得自己无力承担原本擅长的工作；还有些人则仿佛大脑"掉线"，反应迟钝，思路混乱，注意力涣散，突然非常健忘，即便是最小的决定也难以做出。

虽然倦怠感的表现因人而异，但归根结底是一种身心疲劳与耗竭的状态。

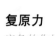
职业倦怠的常见症状有：

- 身体疲惫。
- 睡眠困难。
- 丧失同理心。
- 不再关心自己的工作。
- 身体疾病。

- 频繁出现低级错误。
- 丧失信心。
- 思路混乱。
- 丧失专注力。
- 怀疑自己的能力。

- 愤世嫉俗。
- 拖延症。
- 悲观主义。
- 无端哭泣。
- 无法集中注意力。
- 感觉无力应对。

千万不要忽略这些信号

上述迹象表明，你的身体就快撑不住了。这些信号都在提示你应该停下来，你需要关注自己的感受。它们就如同一次严重的流感——你要做的第一件事就是休息。

取消后面的计划，关闭手机。和爱你的人谈心，说出自己的感受。

如果你担忧自己的心理状况，应及时向专业人士咨询。为自己找到依靠和支持是非常关键的。

深呼吸。
你会好起来的。

现阶段你的首要任务包括：

- 睡觉。
- 休息。
- 补充更多的睡眠。
- 放松（洗个热水澡）。
- 换上舒适的衣物。
- 抚平紧张的神经（更多建议可参考第 80~82 页）。
- 滋养身体（既然是"滋养"，代表可以尽情享用自己喜欢的饼干、冰淇淋……但请远离酒精）。
- 整理自己的感受（更多工具可参考第 120 页）。
- 让自己得到他人的支持。

别强迫自己弄清事情的真相。

不要急着规划未来或在此刻做出重大决定。

实际上，你现在的精力大概只够思考晚餐要吃什么了……

甚至连这个都顾不上。

所以，是时候让头脑和身体休息放松一下。

如果你目前只有轻微的倦怠，那么把"休息和恢复"做到位，付出一个周末或一个星期的时间就足以让你复原。对于严重的倦怠，恢复期会更长，你可能需要给自己放个假。我的很多受访者都赞同这种做法，他们专门腾出几个月的时间，暂别工作，克服倦怠。休假前，请医生开具相关的证明。假如你效力于某家公司，不妨去跟上司或人事部门谈一谈。

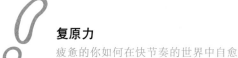

用心设计你的自愈之旅

这段时间你的唯一目标就是照顾好自己，充分休息，做一些让自己心情愉悦的事情。

不要趁此机会操持家务、猛追工作进度。

把时间投入到那些能真正为你提供养分、恢复精力的事情上。

值得尝试的活动有：

- 融入大自然。
- 散步。
- 温和舒缓的运动。
- 游泳。
- 正念冥想。
- 在床上阅读。
- 下厨烹饪。
- 吃营养丰富的食物。
- 园艺种植。

- 与人交谈。
- 发挥创造力。
- 手工制作。
- 观看令自己开心的电影。
- 写日记。
- 凝望窗外，什么都不做。
- 听自己喜欢的音乐。
- 做游戏。

记得为时间留白

- 为每一天做个简单的规划。若是一觉醒来却不知道要做什么，免不了会有点失落；但若安排得太满，又违背了初衷。建议在最初只安排一两件事情，用来填充上午和午后的时间，看自己适应得怎么样。

- 切断与工作的联系。短期内不要跟工作伙伴打探公司动态，暂时改掉每天查收邮件的习惯——只要你还在插手工作，就很难一心一意地恢复。许多人在切换工作模式和居家模式的过程中存在困难，可以参考第 183~185 页列出的建议。

- 关闭手机上的通知。如果你沉迷于社交媒体，我希望你先将此类软件从手机上删除（等度过恢复期再安装回来）。

- 与充满爱心和积极支持你的人聊天。

- 多吃营养丰富的食物。

- 多喝水。

- 保证良好的睡眠。

当你确信自己已经准备就绪，有余力接收新信息了，就可以接着阅读本书后面的部分，学习如何恢复能量，重新掌控生活。

但是务必要忠于内心真实的感受，不可操之过急。

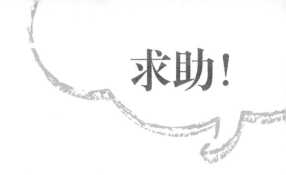

求助！

新一波倦怠感正向我袭来

倘若轻度倦怠是你生活中的常客，想必你能提前察觉它的到来：

- 凡事都变得万分紧急，你的压力感陡增，总觉得时间不够用。
- 你不得不任由工作侵占本该休息的时间，并放弃必要的自我休养。工作以外的任何事情都成为奢侈，即便这样，时间还是不够用。
- 心力交瘁的你非常清楚，此时的自己好似一台空转的机器，就算身体不断示警，也不能停下来休息和充电。你别无选择，只得寄希望于咖啡、糖、酒精和纯粹的意志力。

上述征兆表示你应该立刻猛踩刹车，停下脚步，把休息和充电放在第一位。

如果你迟疑不决，需要一个一定要这么做的理由，那么请试想：一旦你放任轻度倦怠并使其发展为重度倦怠，那么未来几天乃至数周都将备受煎熬；如果在此时稍作休整，能节省不少眼泪和时间。

要尽快协调出一段时间来，留给自己休息和恢复。既然说了不许拖延，那么倒不如现在就把时间想好，顺便确定一下你打算用哪些活动来安抚躁动的神经——毕竟这些才是当务之急。

下列行为不应成为备选：在回家的路上买酒，然后一醉方休；窝在沙发里看电视或埋头刷手机，迟迟不肯上床睡觉。也许你假定这些行为是你心中所想，但它们都不具备放松大脑和身体的作用。

总之，请结合自己的情况想一想：哪些预警信号代表你正在超负荷运转，心身耗竭即将发生？疲惫不堪时，哪些活动最有利于你放松、休息和充电？哪些活动的效果不理想？

只要你仍然感觉到疲惫和压力，就应优先考虑休息和恢复，直至体力、脑力和心力全部回到一个满意的状态。

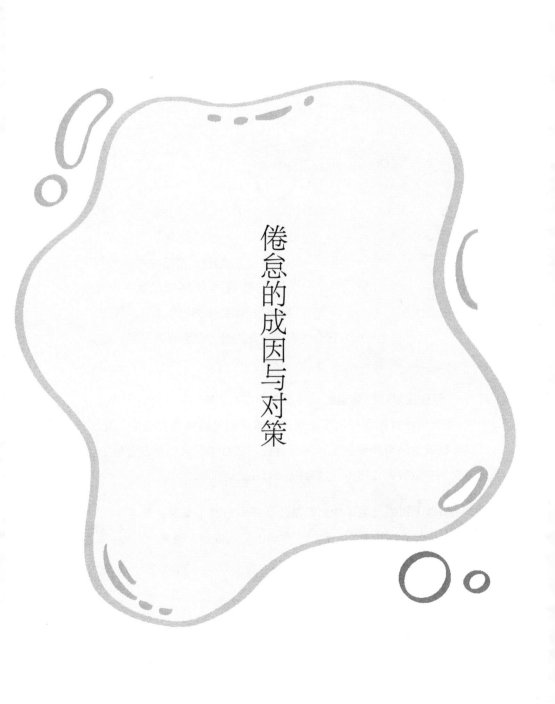

倦怠的成因与对策

"倦怠"体现在
精神、情感和身体上，
而且早就超过了饮一杯好
茶、洗一次热水澡就能消解的程度。
它会使人产生无力感，继而自我怀疑，迷失
方向。

职业倦怠已经蔓延到世界各个角落。2019 年 5 月，世界卫
生组织将其列为一种职业现象，即长期受职场压力侵扰，且
未能成功疏导所造成的一种综合征。在日本，人们将职业倦
怠所导致的死亡称为"过劳死"（Karoshi）。

所以，到底发生了什么？是什么将我们置于高速、高
压的工作环境下，最终令许多人陷入倦怠？最关
键的是，我们能做些什么？

职业倦怠症是现代人
的通病吗？

理清与职业倦怠有关的问题足足花了我六个月的时间。我阅读了所有能找到的书籍、文章、研究报告，还走访了不同类型的人群，其中有些人已成功走出了职业倦怠，有些人尚在挣扎，还有些人距离倦怠感只有一步之遥。

我想试着接近问题的核心：究竟是什么原因让大家产生了倦怠的心理。

是现代生活惹的祸？还是说职场文化有毒？这里既有差劲的老板，领导无方，管理不力；又有男权主义盛行，种族歧视根深蒂固等原因。

是进入后工业时代，每个人都要像机器一样运作？还是进入数字技术时代，员工必须全天候在线，随时待命？

是因为开放式办公室吗？不间断的干扰让人无处可逃，在这种空间中工作，只会让专注难上加难。

还是因为现代人忙碌成瘾？多重误导之下，工作的高压反而成了勤奋刻苦的标志。

是由来已久的男权主义在作怪吧？它使人们急于求成、急功近利。

更何况，资本为王的社会驱使我们追逐钱财、地位、知名度和公众形象，对外部成就和他人认可愈加迷恋——抓紧这些外在目标，就顺理成章地走向了成功和幸福……莫非我们都搞错了？

再者，按照世人的说法，一个善良、富有爱心的人，尤其是一个温柔体贴的女人，理应在生活中服务于他人的需求，而任何寻求自我发展的行为都会被贴上贪婪或自私的标签。纵使好机会近在咫尺，难道也要本能地缩手，并且暗自在心中生出负罪感？这样看来，关爱自己，把自己放在首位，根本就不是我们擅长的事。

分析到这一步，答案已然呼之欲出：以上种种因素都会引发倦怠。由于篇幅有限，我无法把其他更多的因素在此一一列出。

一方面，这个世界本身还不够公平、公正；另一方面，随处可见的无良老板、扭曲的企业文化亦难辞其咎。

我的感受是否由我做主？

现代社会的运行机制并不能让所有人名利双收，这一点毋庸置疑。

那我们还能活成自己心目中的样子吗？

答案是肯定的。

但这要求我们应将事情掌握在自己手中。

从这一刻起，请用一种全新的方式对待工作和生活，更重要的是，将它用于关怀我们自己。哪怕每日俗事缠身，我们依然要从容不迫，脚踏实地，神采奕奕。这本书的初衷就在于此。

我会讲解各式各样工具的使用方法，帮你找回自己的能量和生活：

- 我将向你展示如何逃离没精打采、头昏脑涨的状态，使你重获平静、活力和对生活的掌控力。
- 我将告诉你如何把自己从永无止境的待办事项清单中解放出来，使你不再忙碌成瘾，并找到排解压力的有效方法。
- 你将以绝佳的精神面貌出现在同事面前，以至于让人好奇其中的秘诀。
- 重点是，所有方法都在你力所能及的范围内。请在我的引导下找出最符合你现状的描述，然后根据书中的建议，重塑幸福。

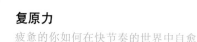

打败自愈旅程中的拦路虎

事实上，所有方法都不复杂。如何才能从容不迫、脚踏实地、神采奕奕地面对生活，你心中或许已有答案了，难就难在付诸行动。人生路漫漫，到底要不要为自己而活？我相信出于真心，你会回答"想要"，然而我更确定的是，到了行动的那一刻：

你会下意识地抗拒。

让自己的幸福高于一切——基本上每个人对此都有些抵触，特别是那些在压力和倦怠边缘游走的人。正是因为我们向来不懂得照顾自己，才会眼睁睁让自己滑落到心力交瘁的狼狈中。

我们每个人的处境不同，倦怠感有很大一部分来自外部因素——长期在前线打拼，目睹人间疾苦所带来的精神创伤，在职场、社会中遭遇歧视和糟糕的上司——这些痛楚来得真真切切，不容小觑，我们将在后文探讨应对之法。不过，倦怠感滋生，更深层次的原因是我们没能把自己照顾好，要么是我们不清楚该怎么做，要么是我们主动关闭了"爱惜自己"的选项。

据我观察，多数人其实是二者的混合。

我见过很多人在成长过程中几乎都被灌输了这样的观念：自私是可耻的。

要做到满怀爱心和责任感，就得把自己的需求放在一边，把别人的需求提到前面。在社会中，女性和护理人员尤其如此。假如你是一位母亲，除了抚养孩子和照顾家庭，你应"别无他求"。

假如你的父母、祖父母或先辈经历过饥荒、贫穷、奴役或承受过巨大痛苦，世代相传的不安全感可能会迫使你时刻保持警惕，进而排斥放松或休息。你坚信，持续地努力、挣扎和战斗是生存下去的先决条件。正如我的受访者们所说，家人或祖辈与享乐无缘，所以每当自己有机会过得更好时，内心的罪恶感会十分强烈。率先让自己幸福起来，就是对过去的抛弃和背叛。

第一眼看上去，照顾自己、不断进取是相当容易的事，可惜事与愿违，简单愿望背后隐藏着一群凶悍的拦路虎，它们阻碍着你前行的脚步。

它们才是这趟自愈旅程的最大挑战。

要想克服阻力，轻装上阵，开始为自己谋幸福，就必须立下承诺——承诺采取行动，承诺做出改变，以及最重要的，承诺专注于自己。

告别职业倦怠,重拾活力的六步法则:

1. 把自己的健康和幸福作为生活的首要任务。

2. 识破"拆台小分队"的各种把戏,打开心结。

3. 让"撑腰小分队"闪亮登场,为自己助力。

4. 成为管理自身能量的高手。

5. 设计出自己想要的生活。

6. 为重大决定做好准备,及时摆脱诱发倦怠的人或环境。

01

第一部分
倾听自己的声音

行动前，我们应该
学会透过表象，看清那些
引起倦怠感的深层原因。

生活中的每一次转变都是从自身内部开始
的。无论是转入新的行业、让恋爱更有情趣，还是
学习如何活出自我——任何改变都是由内而外的。

繁重的工作、苛刻的老板、难缠的客户、漫长的加班、"有毒"
的企业文化、不愿睡觉的孩子……外部因素固然会使人情绪
低落，从而催生倦怠，但解决所有这些问题之前，要先洞察
内心发生的一切，倾听内心的声音。

这就轮到我们体内的两种声音出场了，其中之一我
将它称为"拆台小分队"。

巧舌如簧的
"拆台小分队"

"拆台小分队"最擅长的事莫过于贬低、批判、散播恐惧。它酷爱指出你正在犯的所有错误、应该感到焦虑的所有事情，它主张墨守成规，编造出各种可能失败的理由，直到你心灰意冷，自暴自弃。

换句话说，"拆台小分队"是欢乐聚会的气氛终结者。只要它在场，你就无法让自己松弛下来，也就无法告别倦怠。

想象一下，它一路说三道四，打击你、催促你，让你急速前行，手忙脚乱，诱导你脑补出一系列恐怖后果——如果自己晋升失败，错过截止日期，或是不够努力，那么一切都完蛋了。每当你遇到挑战，内心惶恐、信心不足的时候，"拆台小分队"定会抓住时机，助长你心中的怀疑和畏惧。

因此，若想跳出倦怠的循环，就要揭穿"拆台小分队"的真面目，识破它的叙事方式和它传递出的限制性信念，将其中指向倦怠的元素提取出来。

接下来，就请"拆台小分队"粉墨登场，同你来一场正面对决吧。

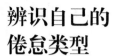

辨识自己的
倦怠类型

在"拆台小分队"强大攻势下，你的行为举止就预示着你的倦怠类型。

压力降临时，每件事都突然变得紧迫，人们会进入一种"战斗或逃跑"模式。

你的倦怠类型本质上源于你的优秀品质。由于受到刺激，在恐惧和肾上腺素的双重作用下，这些优秀品质背面的阴影被放大了，甚至有失控的趋势。

读完后面几页的常见倦怠类型，你或许会有似曾相识的感觉，也可能对每一种类型，你都想对号入座，至少我是这样的。

这里要记住的关键点：以下描述不等于真正的你，那只是你在压力操控下，超负荷运转时的行为方式。

操劳过度型

操劳过度者自带的优秀品质是机智灵活、踏实肯干。在能量满格的状态下，面对每天的挑战，他们往往积极乐观，迎难而上。

但是当"拆台小分队"占据上风时，他们便会超负荷运转，变身为操劳过度者，往日的淡定、热情也消失得无影无踪了。

何时启动了操劳过度模式？你心知肚明。你忽然开始疯狂地工作，像是在用生命孤注一掷。与此同时，又涌现出无数的工作等候处理，每件事都容不得丝毫耽搁。日程表早就排满了，你尽力兼顾工作、家庭和社会承诺，忙得马不停蹄、不可开交，无法静坐或放松。日复一日，你机械地推进着无尽的待办工作，曾经的乐趣已不复存在，你却无可奈何。你渴望休息，想抽空做些自己喜欢的事，可惜没有时间——至少你对自己和身边的人是这么说的。

退一步讲，即使你能短暂抽身，让自己轻松片刻，但你大概也不会这么做。你已经对忙碌上瘾了，凭着惯性也要找点儿事做。

以上行为方式是社会中某种文化的产物。这种文化崇尚辛勤工作，对业绩和产出大肆赞赏，对停顿和休息嗤之以鼻。在它的熏陶下，你跳上一台跑步机，一路狂奔，以为自己永远不能跳下来，却忘了主动权在自己手上。

倦怠感快要发作时，
故障频发，乱作一团。

尽管你试着用更快的速度去完成每件事，但实际
消耗的时间似乎要比正常情况多上一倍，这使你
更加焦虑。

惊慌失措的你，会拿"时间不够用"反复暗示自己。

你急得团团转，生活也随即失去控制，将你远远
地甩在后面。

要担负的责任和做不完的公事令你招架不住。

工作照样只增不减。

你感到疲惫不堪。

很容易犯一些你通常不会犯的错误。

对你来说，效率低下、无计可施简直是最可怕的
噩梦；而此情此景，噩梦照进现实。

倦怠感持续发力，
直到你体力耗尽。

身体疲惫至极。

压力日积月累，削弱了你的免疫系统，你可能
会生病或者卧床不起。

你还可能由于其他意外状况，被迫卧床休息。

关爱过度型

关爱过度者自带的优秀品质是善良和同理心。他们是许多人乐于求助的对象，对他人伸出援手让他们感到荣幸和满足。

但是当"拆台小分队"占据上风时，他们便会超负荷运转，变身为关爱过度者，他们一股脑地将注意力倾注在他人的需求上，忘记（常常是拒绝）让别人帮助自己。

何时启动了关爱过度模式？你心知肚明。首先，你发觉自己在帮助身边的每个人，而自己分内的工作和对自己的关怀却被一拖再拖。

其次，尽管你想掌握主动，有条不紊地处理各项事务，但却难以对别人说"不"。

你没日没夜地转向呵护他人，留给自己的时间所剩无几。

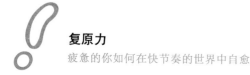

倦怠感快要发作时，
你愈发感觉到后劲不足。

你觉得自己已经为周围的人倾尽所有了。

支援他人渐渐变成你沉重的负担。

为了顾及所有人的感受，你分身乏术，于是开始为不能以自己希望的方式帮助对方而感到抱歉，同时为其他人忽略了你也需要帮助而感到委屈。

对别人施以援手本来是一件乐事，此刻却成了一种义务，一种折磨，一桩苦差事。

你进退两难。对你来说，缩回到自己的世界中会显得太过冷酷无情，大声讲出自己的苦闷又会害亲近的人内疚。你禁止自己寻求快乐，作为对自己的惩罚，你放弃了必要的自我保养。

倦怠感持续发力，
直到你情感枯竭。

你被空虚、消极、怨恨、孤独、悲伤所占据，甚至有抑郁的风险。

那个心地善良的自己一去不复返了，你好像失去了关心的能力，变得连自己都觉得很陌生。这可能会引发严重的身份认同危机，大量为人父母或从事护理行业的人群都会受此困扰。

再加上"拆台小分队"在身旁喋喋不休，火上浇油，你真的不知道自己还能否撑得住。

思虑过度型

思虑过度者本是天生的思想家、发明家、知识分子或难题终结者。他们博学多识，常能出奇制胜。

但是当"拆台小分队"占据上风时，他们便会超负荷运转，一改往日专注、沉稳的风格，结果心神恍惚，忙中出错。

何时启动了思虑过度模式？你心知肚明。思维最先进入超速状态。

为了能赢得漂亮，你绞尽脑汁，思绪如脱缰之马。确实，你是大家最后的希望。

你活像罐子里的一颗大脑标本。大脑是全身仅存的部件，你根本感觉不到身体其他部位以及它们的需求。

当每一天结束的时候，你仍在一刻不停地思考，经常难以入睡，或因无端的忧虑，在半夜惊醒。

倦怠感快要发作时，
心神不定，思绪飘忽。

你发觉自己心乱如麻，注意力涣散。
如果你从事的是创造性工作，
那么这时恐怕会感觉到创造力枯竭。

倦怠感持续发力，
直到大脑停摆。

大脑掉线，你变得优柔寡断。
你紧张至极，身心交瘁。
焦虑到达峰值，极易引发恐慌症。

野心过度型

野心过度者本是天生的冒险家、创业者或领导者。他们富有远见，方向明确，热衷于干事业，披荆斩棘，越战越勇。"同步推进多个振奋人心的项目"对他们来说，不足为奇。

但是当"拆台小分队"占据上风时，他们便会超负荷运转，激情和能量也被狂躁和偏执取而代之。

何时启动了野心过度模式？你心知肚明。手上的项目不再让你乐在其中，反倒将你置于内外交困的境地。你一头扎进工作的泥潭，为提升业绩拼尽全力。

人们只看到你在短时间内取得了诸多突破，却忽视了你为之付出的代价。你身不由己，苦不堪言，他们却浑然不知。你被体内的驱动力所奴役，在完美主义和自我否定之间来回撕扯。你拗不过心中的执念，企图成就一番事业，打造伟大的艺术品，积累财富，出人头地，证明自己与众不同。表面上，你被事业心裹挟，而内心深处，你惧怕失败和他人审视的目光，担心他们觉得"你不配"。

复原力

疲惫的你如何在快节奏的世界中自愈

倦怠感快要发作时，
你将自己封闭起来，整日愁眉不展。

你变得像一台机器，一门心思扑在工作上。

急躁易怒，对周围的人失去耐心。

"拆台小分队"在你耳边夸大其词，一再渲染你此
番失利会造成的灾难性后果。

对自己，你举棋不定，意志消沉；对他人，你保持
戒备，急于指责对方的动机。你会采取回避策略，
与他人划清界限，将他们拒之门外。

倦怠感持续发力，
直到你再无还手之力。

身体最先垮掉，疲倦使你无法继续工作。

职场失意与背负的压力让身体、心灵亮起
红灯。

所有冲击力在一瞬间爆发，你跌入万丈
深渊。

你节节败退，彻底认输，从此一蹶不振，
而且不愿接受别人善意的帮助。

你属于哪种倦怠类型？

如前所述，你或许已看到了自己的影子，所以现在花点时间回顾一下，当压力逼近、超负荷状态开启时，你倾向于有怎样的表现。上面描述的类型，哪些最符合你步入倦怠时的行为？

过度的操劳、关爱、思虑或野心绝非你的本性写照，它们的出现纯粹是压力和"拆台小分队"在背后作怪，致使你疑神疑鬼，走向极端。不去击败"拆台小分队"，终止上述"过度"行为就无从谈起，倦怠感也就不可避免。

这就是为什么我说：若想跳出倦怠的循环，就要揭穿"拆台小分队"的真面目。下一步，你将学会调低"拆台小分队"的音量。

接招吧！"拆台小分队"

"拆台小分队"威力巨大，扰乱了我们的正常生活，其原因在于我们听信了它强加给我们的限制性信念。

我们误以为它道出了真相。其实不然。

很多年来，"拆台小分队"一直潜伏在我们身边，采集证据支持它的一面之词，将其伪装成真相，诱使我们相信。

此外，"拆台小分队"的语调听起来跟某位家庭成员或某个在我们成长过程中扮演重要角色的人物十分相似。等到它在我们心中散布同样的言论时，我们会觉得全都被它说中了。

鉴于我们的信念会促使我们改造现实，那么可想而知，我们会不自觉地配合"拆台小分队"，促成它的预言。

假设"拆台小分队"断定你与财富无缘，并三番五次地唤醒你身无分文、透支信用的悲惨过往，还拿你与那些衣食无忧的朋友作比较——你也许真会无法逆袭，长久地穷困潦倒下去。

理由是，信念能塑造现实。

假如你视生活为一场斗争，认定压力和挣扎是成年人的必经之路，那你就会创造并且活在那种现实中。你会细数生活和工作赐予你的苦难，以便能证实自己和"拆台小分队"的判断。

若要扭转局面，你需要直面"拆台小分队"，学会从限制性信念中解脱出来。

第一步，请"拆台小分队"畅所欲言

调低"拆台小分队"的音量之前，你得先把它的音量调高，这样才能听清它传递出来的消极和限制性信念，再设法将其驳倒。

请思考此刻你格外看重的事情，例如你希望实现的梦想或在生活中做出怎样的积极改变。把你的答案写下来。

我非常想要：

_____

_____

_____

_____

_____

_____

_____

倘若你此刻毫无头绪，别担心，这或许也是倦怠在捣鬼。请尝试下列参考答案：

"我非常想要在生活中感到快乐和精力充沛。"

"我非常想要拥有一份我热爱的事业。"

"我非常想要实现财务自由，存款逐月增加。"

为什么"拆台小分队"觉得你是在痴心妄想？

_____

_____

_____

_____

_____

_____

_____

_____

现在立即请出你体内的"拆台小分队"，听听它的看法。它会对你本人和你的梦想作何评价？请毫无保留地写下"拆台小分队"输出的所有负面的、限制性的和批判性的信息。

听完"拆台小分队"的发言，你作何感想？是否对它深信不疑？请你体会此时的感觉。

"拆台小分队"并未贡献任何有价值的信息，更谈不上指导你下一步的具体路径，向梦想靠近。它只会让你不由自主地受其摆布，在焦虑的迷雾中停滞不前。这便是它的可怕之处。

第二步，
证明"拆台小分队"是错的

逐条反驳"拆台小分队"吐露的负面信息，下面是一些示范。

"拆台小分队"声称：

① 你发现的新商机简直是白日做梦，就等着失败闹笑话吧！

② 不能按时交稿是不专业的表现，对你来说就是灭顶之灾。客户会觉得你能力不足。现在通宵把工作完成！

③ 有人愿意雇你上班已经够好了。现在还想着转行也太迟了。

它是错误的，因为：

① 好的想法都是从勇敢做梦开始的——我的确做过不少梦，也成功将其中一些变成了现实，例如到南美旅行、搬进自己的小家实现独立。相信梦想，最终会达成所愿，这才是正确的行事方式。即使这一次行不通，我刚好能反思改进，再做尝试。我不害怕失败，你只是想让我失去这次机会而已，我不会放弃。

② 错过截止日期不会让人失去生命。也许我的方案要延后再做讨论，但这总胜过熬夜交出错漏百出的作品。唯一的失败之处在于，我应该事先告知客户自己需要更多时间来打磨这项工作。若勉强自己在那个过于紧张的交稿日期前完成工作，对任何一方都将有害无益。我的认真和努力有目共睹，客户会给予理解。

③ 很多比我年长的人都成功完成了事业转型。我对当下的工作

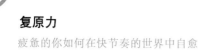

怀有感恩之心，但这不能阻止我追寻生活和事业的其他可能性。尤其是当我有足够能力却没有付诸行动的时候，我很难原谅自己。

现在到你了——请填写后面的表格。

如果你发现自己无言以对，一时找不出什么论据来驳斥"拆台小分队"，那么不妨向朋友求助。我敢肯定，积极支持你的朋友一定能给出大量有利证据。相比较而言，应对别人的"拆台小分队"会更容易，也更欢乐。所以，如果觉得有必要，请放心大胆地邀请朋友加入吧，他们会享受这项活动的。

一旦证据显现，你就会发觉自己没有原来那么沮丧了，"拆台小分队"的声音将慢慢减弱，这意味着它对你的干扰正在消退。

就这样，你从限制性信念中走出来，你的生活也会自此改变。

如果后续你再次感到不安、愤怒、惊慌或焦虑，可以随时使用同样的方法——先问自己，"'拆台小分队'对我和我的目标说了些什么？"然后逐一反驳它传输给你的信念。你会惊奇地看到，你的视角瞬间改变了，这场对峙促使你回到积极的心态中，事情变得豁然开朗起来。

我的"拆台小分队"声称：

_____

_____

_____

_____

_____

_____

_____

它是错误的，因为：

_____

_____

_____

_____

_____

_____

_____

我的"拆台小分队"声称：

_____

_____

_____

_____

_____

_____

_____

它是错误的，因为：

_____

_____

_____

_____

_____

_____

_____

第三步，
为自己注入一套新的强大信念

将"拆台小分队"击退后，你可以继续利用这些证据为自己创造一套新的信念，用来激励自己，管理情绪，把控局面。

请看案例：萨德今年的心愿是创立一家自己的公司。

她体内的"拆台小分队"认为萨德欠缺相关能力，自立门户的愿望十有八九会落空。萨德回忆起曾经遭遇过的困境，当时的自己也很茫然，可还是想出各种办法克服了挑战。通过阅读女性创业成功的故事，她发现每个人的旅程都伴随坎坷，每位女性都品尝过失败的滋味。另外，她宁愿在战场上失利，也不愿按兵不动。失败了，可以从中汲取教训；不作为，就真的什么都学不到了。

以下是萨德形成的新的信念：未来一年我将全情投入，实现自己的商业创意。遇到难题时，我会向他人求助。我不光要向女性创业者学习，还会努力弥补技能方面的不足。唯一真正的失败是没有尽力一试。

现在到你了。回顾自己用来驳斥"拆台小分队"的论据，你能否将它们转化为一套新的信念？这些信念将是你逐梦路上的强大支撑。

以下是我形成的新的信念：

_____

_____

按照这套新的信念生活，会是什么感觉？

_____

_____

新的信念会如何改变你的行为举止和做事方式？

_____

_____

你准备做出的第一项改变是什么？

_____

_____

事不宜迟，快点让新的信念成为自己的一部分吧。

方法是每天对自己默念——越是重复，越会相信，而真正相信会
促使你展开行动，将想法付诸实践。

这就是信念的力量。

自我疗愈的过程中，你需要不断挑战"拆台小分队"的迷惑言论，
让新的信念为你注入力量，让生活回到正确的轨道上。

是时候让"撑腰小分队"闪亮登场啦

"撑腰小分队"是你体内的另一个声音，它扮演着智囊团、拉拉队的角色。如果你觉得这个名字不够温暖亲切，也可以用自己喜欢的称呼代替。

"撑腰小分队"与"拆台小分队"截然不同。

"撑腰小分队"绝对不会打压你，让你难受，而是全心全意为你的健康幸福着想，它在适当的时机释放善意和同情，鼓励你，开导你，逗你开心。

你的朋友很熟悉你的这一面，跟他们聊天时，经常是你的"撑腰小分队"在控场。但当你独自一人且身陷倦怠的时候，却只听见"拆台小分队"在耳边喋喋不休。

调高"撑腰小分队"的音量

将话筒交给"撑腰小分队",为它开启单曲循环,生活会变成什么样子呢?

试想一下,"撑腰小分队"平和的声音令你如沐春风,有它在,你会神奇地意识到自身幸福的重要性,并主动靠近那些为你带来愉悦的人和事。被爱和尊重包围的你,在工作中也更加得心应手。你变得敢于表达,敢于捍卫自己相信的东西。你聆听自己的奇思妙想,按部就班地将它们实现。你的生活处处充满着爱和包容。

不仅如此,每次面临考验和压力且就要手足无措的时候,"撑腰小分队"都会出面调和,抚慰你焦躁的心,提醒你适度求助,保证休息,及时补水,运动减压。有它在,你就能照顾好自己,你并不是在孤军奋战。

与超负荷状态下的"过度"行为相比,现在的你能够冷静、自信地迎接挑战,懂得如何补充能量和发挥优势。这就是"撑腰小分队"的厉害之处。

请"撑腰小分队"畅所欲言

时刻让"撑腰小分队"伴随左右，也是可行的吗？

这仍旧取决于你。

每个人心中那个明智、正面的声音其实始终存在。那个声音常被你用来鼓励心爱的朋友和家人。

为朋友捧场时，表达爱、善意和同情是再正常不过的了。可是一旦目标换作自己，大部分人会很不习惯，甚至有些抵制。

既然已经见识过用爱和尊重对自己说话的神奇效果，那么我们就应该有所行动，学会换一种方式同自己交流。

如果经过一年的努力，你能有效放大自己体内那个明智、正面的声音，那它就能主导你的生活，继而重新塑造生活的方方面面。

80 岁的自己有话要说

唤醒体内的"撑腰小分队"，关键在于用爱、善意和赞赏同自己交流。在我看来，最实用的方法莫过于把想说的话变成写给自己的一封信。选一个放松的时刻，让思绪自由驰骋，坦诚地记录自己内心的独白。你会欣喜地发现，这封信包含着许多真知灼见。

我很爱写信给自己，而且坚持了很多年，是这种做法实实在在的受益者。

写信的时候，还可以把自己想象成未来某个时期的自己——例如，当自己已经80岁了，作为

复原力
疲惫的你如何在快节奏的世界中自愈

一个过来人，会写下怎样的忠告（当然了，你所崇拜的对象、你的前辈，等等都可以担任寄信人）。试问，未来那个看透世事、满怀善意的自己会对今天的你，一个急需指点的后辈说些什么呢？

别急于吐槽，也不必想太多，请你一定要体验一下。

要是觉得写信有压力，在便利贴上写下几行字也是有用的。一段简短的鼓励，或是一句单纯的"你能行"，都能使人信心倍增。虽然这看起来有点离谱，毕竟这种支持只是自己单方面给出的，但我必须要说，这招屡试不爽。

站在自愈旅程的起点，你最先收获到的工具就是如何调低"拆台小分队"的音量，以及如何调高"撑腰小分队"的音量。

这两种工具对你的整段旅程都至关重要。请牢记相关操作，接下来，我会为你介绍恢复自己的能量的方法。

02

第二部分

恢复自己的能量

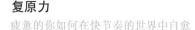

职业倦怠说到底是我们遭受的一场能量危机。疲惫不堪、心力交瘁几乎成了现代生活的新常态。即使症状尚未达到倦怠的程度，许多人仍会感到无精打采。我们的体力、脑力、精神和情感被严重透支，随时有崩溃的可能。

被掏空的身体需要修复，消耗掉的能量和活力急需补充，这个道理我们都懂，难点在于我们不得要领。学会管理自己的能量，才能在快节奏的数字世界中行动自如。奥林匹克运动员在这方面的经验值得借鉴。

自从解锁了自身能量的规律之后，我的生活也焕然一新。连续多年的疲劳感和频繁发作的轻度倦怠曾令我痛苦不堪，然而如你所见，今天的我拥有超乎想象的能量和活力，感觉棒极了。这并不是说我从此就不需要休息了，疲惫、崩溃还是会出现在生活中，但是我有办法将能量维持在比较高的水平，胜任母亲、姐妹、女儿、工作伙伴和职业生涯教练等多重身份。我有追求梦想的能力，没有职业倦怠的焦虑。清早醒来，我感觉神清气爽、活力满满，而一天的大部分时间我都是在这样的状态中度过的。

凭借丰富的工具、充足的能量和持续提升的复原力，即便现实世界百般刁难，我依然能斗志昂扬，认真地过好每一天。

我衷心希望这些工具和规律也能帮助你全方位地恢复自身能量。

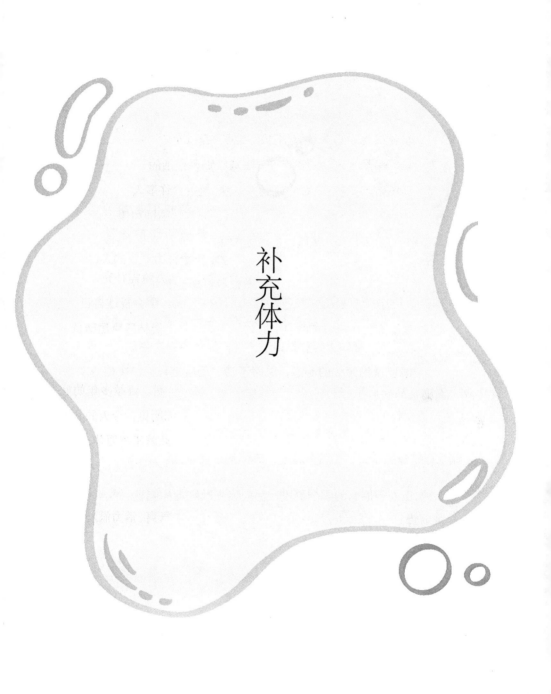

补充体力

体力
是我们从事
各项活动的原动
力。一个体力不支的人，
做很多事都会受到限制。

当你体力不足时，生活更像是一种挣扎。
身体上的疲累自不必说，你还容易产生消极、易
怒以及情绪化的心态，思路不清，反应迟钝，缺少信心
和做事的动力。

当你体力充足时，你将不再是一具空虚的躯壳。强健的身体
赋予你充沛的精力，你蓄势待发，不惧怕任何挑战。

无论你正处于倦怠的哪个阶段，都应该先做好身体能量
的管理。

我竟然也能拥有旺盛的体力

我之前一直梦想着拥有旺盛的能量和活力。伦敦的生活节奏飞快，作为母亲及职场人，我既要照料家庭，又要为自己的创业公司倾注大量心血，每天都疲倦不已，慢慢地，我对于恢复活力已经不抱任何幻想了。

理由显而易见。我把人体的能量比作手机的电量，如果以 100% 的电量出门，那么一天下来，在没有充电器辅助的情况下，电量会不断下降，奔波了一天回到家里，电池就只剩下一点点电量了。

在我的理论中，每天早上的初始能量代表着一个人当天可用的全部能量，而额外填补能量的方法只有咖啡或糖。这两样"利器"，我缺一不可。

因此，当人们劝我去锻炼时，我咬着牙回应他们：感谢关心！我没时间更没力气去锻炼。我有更重要、更紧迫的事情要处理，我要照看孩子，还要赚钱养家。

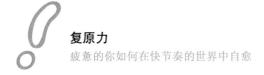

我只当这些人是在照本宣科，他们搞不清状况，只能说些不痛不痒的话。但事实证明我错了。我不知道身体的工作原理，也不知道我有能力、有办法管理身体的能量。

后来，我掌握了随时给自己充电的正确方法。我可以带着满格的能量出门，等到一天结束时，能量依旧是充足的。我的生活也变了样。

终于，我告别了那个整日疲惫的自己，以全新的面貌出现在众人面前。

我幸运地学会了补充体力、维持活力的方法，希望你也可以借助这些方法找回失去的能量。

倘若你渴望在今后的日子里都能精力充沛、光彩照人，那么请继续阅读，你会看到，这其实完全由你掌握。

我希望你能够身体力行地使用后文提供的建议，因为每一条都已经过我的实践验证。

让我们动起来吧。

身体的能量来源

饮食会影响我们的能量水平。人体需要大量的水分（脱水会极大损耗我们的能量），还需要有营养的食物，这样它才能顺畅运作，为一整天的活动提供保障。单凭这一点，很多人就做得不够好，尤其是公务繁忙、倍感压力的时候。

一个忙得团团转的人，能量补给就容易不到位。这也是有原因的：

压力使你处于"战斗或逃跑"模式，导致你对身体和自身需求的感知大幅降低。

"战斗或逃跑"是人类的一种本能反应，它有助于你专注于眼前的生命威胁，让身体做好防御或者逃跑的准备，而现实中引发你这种反应的也许只是迫在眉睫的截止日期。

在"战斗或逃跑"模式下，压力荷尔蒙在体内运转，致使你极度渴望高糖、高脂肪的食物，摄入后短期内你的压力得到缓解、能量回升，但更大的崩溃会紧随其后，让你重新回到"战斗或逃跑"模式。

除此之外，当你和时间赛跑时，你常常会觉得自己根本没空停下来好好吃饭，最终可能匆忙到连上厕所的时间都没有了。

快餐、甜食、咖啡也就顺理成章地冲进你的日常生活，但它们显然不是最佳的能量来源。

你现在要做的是，了解哪些食物和饮品最适合为你补充能量，然后设法让这些食材触手可及。如果你正处在工作项目的冲刺阶段，好的后勤保障尤为重要。

我不准备具体地指导你哪些该吃、哪些不该吃。这个应该由你自己做主。

我个人的偏好是跟着直觉走——敏锐捕捉身体释放的信号，而不要在食物上设置太多条条框框。所以，如果你目前仍不清楚什么样的饮食对你最有效，那么可以多尝试不同的组合。一些专家建议每天吃六顿小餐来保持能量水平，还有的专家建议多吃正餐，加深能量储备，但是必须放弃零食。你自己体验之后，可能希望在早餐中加入燕麦等复杂碳水化合物，因为它使你整个上午都能保持专注；或者你还可能发现自己适合高蛋白早餐，那就选择鸡蛋或酸奶。

吃得好，更要吃得对

垃圾食品、加工食品太过便利，但它们却是形成好的饮食习惯的最大障碍。解决路径是：让"正确的食物"变得便捷起来。

可供选用的方法有：

● 每天吃同样的营养早餐，避免为此花费过多心思。

● 身边常备适合你的健康零食，例如可以放一袋坚果或一盘水果在手边。

● 为工作准备自制午餐或选购公司附近优质店铺、餐厅供应的营养午餐。

● 保持身体水分充足极为重要。水杯加满水，放在触手可及的位置。疲惫恍惚时，喝点水，提神醒脑。

● 筛选出 5~10 种自己最爱的饭菜，采购至少能做出其中三种餐品的原料，储备在厨房里。这样既能满足用美食犒劳自己的想法，还能留有一定的发挥空间。不知道自己心目中排名前十的菜品怎么办？到众多的烹饪书籍中探索一番吧！挑选食物之余，还能顺便了解食材和烹调方法。

● 提前在周末批量制作餐食，接下来的一个星期便有口福了。免去平日里的下厨环节，加热一下就可以吃了。

最后，写给像我一样对咖啡情有独钟的朋友，怎样培养健康的咖啡饮用习惯呢？为你推荐我的做法：想清楚每次喝咖啡的缘由。心情舒畅状态下，喝咖啡是为了快乐，那便不是问题；但如果正处在能量低谷，想要通过咖啡"续命"，我就会问自己，还有没有其他方式提升能量。接着，我会给自己安排喝咖啡以外的活动，可以休息 20 分钟，吃点东西，呼吸新鲜空气，或是进行风箱式调息（见第 59 页）；当然，也可以偶尔喝杯咖啡（旁边放好一杯水）。总而言之，毫无节制地摄入糖、咖啡等物质只会加速超负荷模式的到来，应予以注意。

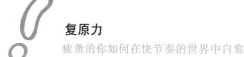
让身体动起来

劳累之后，最令我恼火的就是有人提议——你该去运动一下。

我已经很累了，运动只会帮倒忙，难道不是吗？它只会从我身上夺去更多的能量……我又哪来的力气呢？运动所需的能量和时间，我一样都没有。

即便如此，我们依然要明白：

针对生活中的疲惫乏力，最值得做的一件事，"很不幸"，就是运动。

运动不会耗尽身体的能量，反而会带来能量，为你充电。现代人疲劳的主要原因是对身体的开发不够。你需要锻炼身体，提高心肺功能，让肌肉得到伸展和加强。

若下班回家，有气无力，那么试试运动半个小时吧，你会奇迹般地恢复精力。

让身体动起来，这就是我找回身体能量的秘诀。

细数那些让倦怠的人们重新站起来的方法，运动必不可少。

运动既作用于身体能量，又有益于我们保持良好的情绪和充沛的脑力。

面对艰难曲折的外界环境，运动能提升幸福感和复原力，使你越挫越勇。它还可以促进你的正面思维，帮助你树立自信。

千万不要把运动等同于健身房打卡。你的目的是动起来，应适度训练心肺功能并增强肌肉力量。可供选择的方案是很多的。

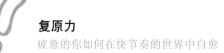

如何把握运动的频率？

专家们已对此达成共识——

有氧运动：每周三次，每次 30 分钟
（心肺训练）

任何能让心脏有力跳动的活动都是可以的。下厨时候手舞足蹈、客厅里完成 HIIT（High-intensity Interval Training，高强度间歇训练法）、到公园里跑步、体验瑜伽课、健身房举铁、爬树、擦地板等都能满足要求。

力量训练：每周两次，每次 30 分钟
（力量训练与拉伸）

同理，凡是能帮助你增强肌肉力量的活动都是可以的。例如举重、练瑜伽、完成 HIIT，或是到花园里劳作，在客厅练习深蹲等。运动就是一个让肌肉疲劳的过程，训练活动应覆盖主要肌肉群。

值得注意的是，只要能定期运动一下，就好过一直保持静止。哪怕你每周仅能运动两次，每次只有十分钟，这也是一个不错的开始。

如果你没有经常运动的习惯，不妨多体验几种有氧与无氧运动，找出自己喜欢而且方便融入日常生活的活动，然后根据自身情况，坚持锻炼。

拉伸

除了运动之外，拉伸也对能量在体内的流动有奇效。条件允许时，可以做些瑜伽或普拉提；对于办公室久坐人群，在办公桌前简单拉伸几次，也能迅速提升工作状态。

抓住一切机会定时拉伸身体，比如起身去洗手间的路上，泡茶、复印资料的间隙等都可融入一些伸展运动。

眼睛盯着屏幕上的资料时，身体不必一动不动，可以活动一下僵硬的双手，做几次深呼吸。

只要你开始有意识地舒展、释放身体，你一定能从中汲取更多能量。

调整坐姿

姿势对一个人的呼吸、专注力、能量水平、器官功能都有影响，它甚至能影响人的情绪和心理健康。

懒洋洋地瘫坐在办公桌前，低着头看电脑，肩膀僵硬且紧张，这对你的精力损害极大。在定期运动和拉伸的基础上，要确保办公期间身体是有支撑的，座椅是舒适的。不良体态、缺少支撑的座椅会让身体疼痛、肌肉紧张，让你很快产生疲惫、困乏的感觉。

可以考虑为自己更换座椅，购置笔记本电脑支架或站立式办公桌。

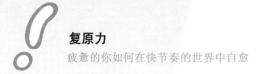
呼吸

正确的呼吸方式能带来巨大的能量。

遗憾的是，很多人呼吸得并不顺畅，久坐的上班族在这方面的问题更为严重。奇怪吧？我们出生后的每分每秒都在呼吸，每个人都称得上呼吸专家了，还会在哪个环节出现差错呢。假若你细心观察，你会发现检查邮件的时候你几乎就没有在呼吸。

我们不知不觉进行的"浅呼吸"也在夺走能量、制造焦虑，而我们要做的是尽可能进行缓慢的深呼吸。

现在，请你试着用鼻子慢慢吸气，默数到四，然后用嘴呼气，慢慢默数到六。再重复两次同样的呼吸过程。感觉很不一样了吧。

额外吸入的氧气会立刻为你注入活力（所以累了你才会打哈欠），还会帮助你平复神经系统，改善睡眠，使你更清晰地思考。

让深呼吸成为每天的日常

1. 在一天之中定时进行深呼吸，每一组应包含三次缓慢地吸气
    和呼气（可以在手机上设置闹铃，提醒自己每小时做一组）。

2. 创造各种深呼吸的机会，比如排队或从座位上起立的时候，
    双肩后展，伸展双臂，就可以趁机深呼吸几次。这会对你整
    体的能量水平产生积极影响。此外，在 YouTube 等视频平台
    上能搜索到免费的呼吸训练，一些城市还会开设线下的呼吸
    工作坊。

有许多值得推荐的呼吸训练，风箱式调息（Yogic Coffee,
Bhastrika 或 Bellows Breath）就是其中之一。这项训练只需
30 秒钟，而且立竿见影。

具体做法是：用鼻子用力均匀呼吸，双臂配合呼吸上下运动。
吸气时，快速伸展手臂；呼气时，手臂向下收回，肘部弯曲，
辅助身体将空气从体内排出。尽可能快地重复这套动作，持
续 30 秒钟（可以到网上搜索"风箱式调息"，观看视频演示）。

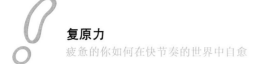

放松同样重要

悠闲度假的你会是怎样的心境呢？慵懒地躺在吊床上或漂浮在水面上，水波轻轻拍打船首，你听着鸟鸣，看微风拂过云朵，树影婆娑，身体会非常放松吧。

放松与运动同等重要。假如你能经常沉浸在悠闲度假的心境中，那么寒冷潮湿的冬日也将不再灰暗。

放松身体算得上是一举多得。压力得到释放，神经系统得以平复，你会放下焦虑，重获平静，进而更踏实地专注于当下的生活。

不要等到度假时才刻意地放松自己。

平时就要复刻悠闲的心境。

让身体深度放松也是需要方法的。不要以为睡觉是唯一的方式——许多人在睡觉时身体紧绷、咬牙切齿，并没有充分地放松自己。

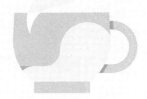

有助于放松身心的活动

● 洗个热水澡（泡澡或淋浴时身体会释放催产素，让你感到快乐）。

● 背部或全身按摩。

● 躺在吊床上。

● 与伴侣的亲密互动。

● 呼吸训练。

● 阴瑜伽。

● 引导式冥想。

● 瑜伽调息。

● 太极拳。

● 气功。

找出适合自己的方法，使其成为生活的日常。

充分、深入的放松不应是你在特殊时刻给自己的奖励，也不要以工作太忙为借口就干脆忽略。如果你希望自己精力饱满，那么就应该将上述活动纳入自己的生活中。

睡眠

如果能选择一样让自己上瘾的事，首选好好睡觉。

一夜好眠是我们恢复精力和能量的终极武器。

在睡觉的过程中，身体得到了休息，能量得以更新，肌肉、器官、细胞得以修复，大脑也在加工白天我们获取的信息。睡觉这事儿容不得敷衍，研究显示，睡眠不足将严重影响我们的智商、注意力、记忆力和免疫系统。

以前我极少在零点之前上床睡觉，但现在我每晚都在 10 点钟左右上床，11 点钟之前就入睡了。按照我原先的习惯，夜间的睡眠不足 8 个小时，整个人昏昏沉沉的，每一天都很难熬，对待工作和家人，我都不能全力以赴，也更没精力陪儿子四处玩耍。

充足的睡眠使我不再垂头丧气。

每当我状态下滑，或是预感到要感冒了，我就早早上床，睡 9 个小时，通常醒来就好多了。

睡眠有惊人的疗愈作用。

对于倦怠的人们而言，哪怕白天已萎靡不振，但一到晚上仍入睡困难。特别是思虑过度者，大脑在深夜的灵感黄金期持续兴奋，根本停不下来。因此，失眠是倦怠的常见症状，你可能既睡不着又睡不好。

如果你有这方面的困扰，请试着采取以下措施：

- 每晚在同一时间上床睡觉。
- 至少在睡前半小时关闭手机和其他带有屏幕的电子设备。
- 洗个热水澡，让身体深度放松。
- 用精油来舒缓情绪，制造睡意。
- 饮用有助于睡眠的花草茶。
- 写一份感恩清单（研究表明这么做能改善睡眠）。
- 将头脑中阻止自己入睡的想法写下来。
- 睡前阅读。
- 上床前进行冥想或收听瑜伽调息引导词。
- 听故事或睡眠冥想音乐。
- 慢慢吸气，数到四，慢慢呼气，数到六。
- 将房间温度调至18℃，这是理想的睡眠温度。
- 避免饮酒，这很关键。许多人通过戒酒迅速改善了睡眠质量和能量水平。

放松的身体有利于更好地入睡，相关方法请参考第61~62页；缓解负面内心压力的步骤，请参考第80~82页；如何将工作模式切换为居家模式，请参考第184页的建议。

如果你由于焦虑经常在半夜醒来，陷入对生活、工作难题的思考无法自拔，那么建议采取下列措施：

- 冥想、呼吸练习、收听瑜伽调息音乐或睡前故事可以帮助你再次入睡。
- 将那些在脑海中挥之不去的想法写下来，暂时清空大脑。
- 若15~20分钟过去了，你还是睡不着，那么可以起身下床。一些人挣扎着无法入睡，继而对床产生恐惧，这一点是需要避免的。下床后，做些让自己放松、平静的事，等有睡意了，再回去睡觉。

恢复

无论你多么爱惜自己，偶尔还是会精疲力竭。熬夜冲刺赶工期，频繁的因公出差，周末的外出狂欢……我在写这本书时还疯狂加班过一段时间。

当你意识到劳累过度的时候，一定要预留休息、放松的时间为自己充电。这对你无比重要。

应特意留出时间洗个热水澡，放松，小睡，游玩一番。设计的活动应有效防止压力囤积（见第185页），并改善自身心态（见第118~121页）。还可以考虑为自己安排一次数码排毒（见第102~105页），远离网络世界的干扰。

找回自己的节奏

人类天生就是有节奏的生物。

人类体内的昼夜节律时钟、有规律的睡眠模式、月经周期等都体现出人体的节奏性，而外部世界的日升月落、四季更替也会对我们产生影响。

与月球牵引下的潮涨潮落类似，人体的能量也跟随体内以及周围环境因素所展现出的周期性起伏不定。

精力能量管理专家奥比·万斯（Obi Wans），以及《精力管理》（*The Power of Full Engagement*）一书的作者托尼·施瓦茨（Tony Schwartz）和吉姆·洛尔（Jim Loehr）都曾指出：我们是振荡宇宙中的振荡生物，节奏性刻在每个人的基因中。

曾几何时，我们的生活与身体内外的节奏尚能保持同步，我们能在新的一天到来时及时补足能量，恢复饱满活力。自从我们变身"机器"之后，一切都乱了，我们对身体的节奏置之不理，夜以继日的工作使我们错过定期的充电和休息。

唯有找回自己的生活节奏，才能再度获得充足的能量。

重新与自然节奏同步

昼夜节律是人体 24 小时的内在生物钟，它与地球的昼夜循环保持同步。上夜班、倒时差或睡眠时间不规律会导致昼夜节律失调。为了使能量回到最佳状态，你需要与昼夜节律保持同步。

可供参考的方法有：

- 每天有相对固定的作息时间（偏差在半小时以内）。
- 避免在睡前看屏幕。
- 每天起床后出去走走，多晒太阳。
- 卧室应凉爽，无光照（戴眼罩入睡或在夏季使用遮光窗帘）。
- 受昼夜节律调控，午后（13：00~16：00）的能量下降是正常的。小睡片刻，跳跳舞或散散步都有利于恢复能量。

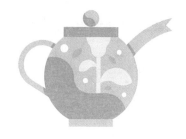

"夜猫子"和"早起鸟"

有人是"早起鸟",有人是"夜猫子",这说明人与人之间的昼夜节律会有差异,即我们都有各自的生理时钟。"早起鸟"酷似云雀,早睡早起,能量水平在清晨为最佳;"夜猫子"酷爱熬夜,深夜做事效率极高,早上赖床不起。

人们对抗自己的生理时钟会令我们痛苦不已。

朝九晚五的上班时间对"夜猫子"们不算友好,他们的巅峰状态往往发生在下班以后,而"早起鸟"的巅峰状态可能在上午九点钟前就已经出现了。

如果你的岗位实行弹性工作制,那自然可以抛弃朝九晚五的规定,结合自身情况制定新的工作时间表。如果必须在他人规定好的时间框架内工作,那么可以尝试将最消耗精力和脑力的事项安排在临近巅峰状态的时段。

"早起鸟"们应该在上午优先解决繁重的工作,把轻巧的任务留到下午;"夜猫子"则正相反,应把高难任务放在下午或晚上,早上做点轻快的工作。

月经周期

月经周期内，人们的情绪和能量水平也有起伏变化。排卵期被视为夏天，你的精力充沛，愿意探索外面的世界。

月经期被视为冬天，能量（乃至情绪）都处于低谷，是休息的时间，也是思考与灵感迸发的时间。当你对相关生理机制了如指掌的时候，你就能根据所在的"季节"，调整日常活动，调动自己的最优状态。

许多女性在学会与月经周期和谐共处之后都活得更精彩了。健康顾问阿莉莎·维蒂（Alisa Vitti）的两本著作《解密生理期》（*In the FLO*）和《女性的编码》（*WomanCode*）是非常好的参考书。

四季更替

四季变化对我们的能量水平是有强烈影响的，想必你会认同。冬季缺乏日光，能量消退，许多人对动物的冬眠羡慕不已，渴望早点上床睡觉。春夏两季蕴含生机，能量充沛，我们愿意外出游玩，倾向于睡得更晚。若是你也有同感，就应该让自己跟四季的律动同步。入冬之后，可以依偎在温暖的角落，休息、反思，感悟岁月静好，下厨、做手工，捧着热饮与朋友促膝长谈。进入夏季呢，可以享受户外活动，去探险，去结识新朋友，去全力以赴做事情。

寒冷的冬月也是季节性情感障碍的高发期。倘若你一到冬天就"抑郁"，一定要多找机会拥抱阳光，定期锻炼，还可以买一盏光疗灯，增加室内光照，改善情绪。

捕捉身体释放的信号

倾听身体的声音是恢复体力的关键。

假装在听是没有任何作用的。你的身体足够敏感，它知道你需要用什么来补充体力。然而，有太多人把注意力放在颈部以上，全然不顾身体其他部位的痛楚。

当你停止凌驾于身体的意志之上，捕捉它释放的信号并照此执行，恢复平衡和活力便是自然而然的事了。尝试与身体重新建立联系，并学会倾听它的声音是需要一个过程的。建议你从询问身体的感受开始，及时接收口渴、饥饿以及需要休息的信号，满足身体的需求。一旦身体发出不堪重负的信号，记得别熬夜，并在周末认真地休息和放松，为身体充电。

有了体力的加持，你才能从倦怠的循环中抽身。关注自己的身体吧，它知道一切答案。

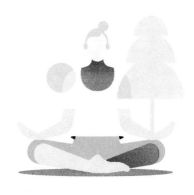

复原力

疲惫的你如何在快节奏的世界中自愈

你现在需要做什么？

● 第 51~69 页包含了维持身体活力的关键步骤，你认为自己最需要哪一步？你的身体怎么说？

● 如何实现上述关键步骤？

● 这一步达成后，下一步的目标是什么？

_____

_____

_____

_____

_____

_____

_____

_____

_____

_____

_____

_____

_____

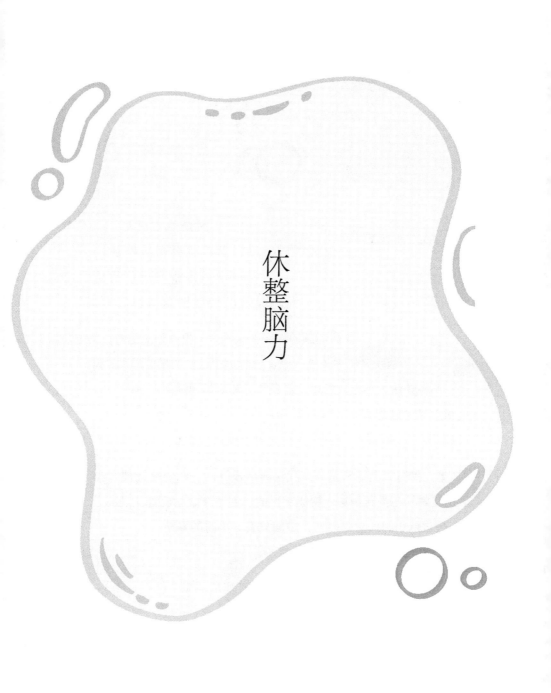

休整脑力

倦怠
的又一大诱
因是脑力耗尽，
其症状会相当明显，
你的大脑仿佛"掉线"了，
思绪混乱，万分纠结。

焦头烂额的你实在太累了，根本无法思考，但
紧张又使你无法入睡。你想逃脱这一团糟的局面，却
不得其法。焦虑、疲惫、沮丧和不知所措通通向你袭来，你
很难集中注意力，大脑缓慢且迟钝，即将宣告"罢工"……
也许你的大脑已经"罢工"了；也许它就该"罢工"。

其实，我们的大脑不是为现代世界所设计的。我们每天被
迫接触的各类新信息，智能手机的"连环夺命"呼叫，
超过八小时的工作时间，中间只有一小时的修整，
这些都在疯狂压榨我们的大脑。

照这样的活法，大脑是不可能展
现最佳状态的。

我们过度劳累的大脑

与其说我们拿大脑当机器，不如说我们拿它当奴隶。我们塞给它无穷无尽的信息和待办事项，要求它没完没了地做出决定，评估计划和方案。

休息是被禁止的。它必须在任务间不停地跳来跳去，甚至要一边多任务并行，一边盯紧时间、邮箱和随时弹出的新消息提醒。

后工业化时代以来，人类像机器一样劳作，我们对此习以为常，便用相同的标准苛求我们的大脑，让大脑全天候待命，在"战斗或逃跑"模式下时刻听候差遣，到头来却想不通我们为何有焦虑疲惫之感。

我们想，"等一下再休息吧"，这一等就没了下文。我们继续埋头苦干，堆积更多的工作到"盘子"里，用肾上腺素推着自己前进，以为这才是勾掉待办事项、了结任务的唯一方法，这才是生产力的终极奥义。

结果这反而成了慢性压力和效率低下的真实写照。

顺着"工作"这条线路，我们的大脑、人际关系以及我们自身都会被扰乱，我们仿佛被一个死循环困住了，不清楚出路在何处。

本质上，我们的大脑和身体都有发展的潜力。敏锐的大脑具备冷静、机警、投入、专注等品质，但当我们用嘈杂的数字世界折磨它时，结果只会适得其反。

为给大脑提供休息和发展的空间，我们需要学会从快节奏现代职场的焦虑中脱离出来，清除生活中所有不必要的、使大脑陷入恐慌和痛苦状态的压力源，为大脑解开束缚，打造心流体验，激发头脑潜能。

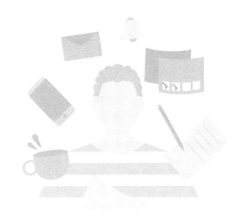

还要对压力
视而不见吗

终于聊到压力了。很多人明知其存在，却绝口不提。要知道，压力是倦怠的幕后推手，也是我们聚在这里的缘由。

压力是现代生活的标配。我们既希望消灭所有压力，又希望压力给我们动力，于是欣然接受了这样的说法——现代生活比以往任何时候都更有压力。压力催着我们忙碌不停，成为刻在我们身上的荣誉勋章。戴上压力的勋章，我们就是努力、上进的典型，我们就能持续高产出，我们就是合格的"打工人"。

大多数经理和首席执行官，不管他们是否承认，都喜欢看到团队在那里飞速运转，他们认为忙碌才最能体现团队的激情和热血，才有可能不断刷新工作业绩。假使他们看不到热火朝天的场面，下属们都在平静、舒适的氛围中工作，中途还定时休息放松，那么他们一定会责备团队不够专注、没有效率。

但是，生活在如此高压之下，人是会生病的，我们会离快乐越来越远，离倦怠越来越近。职场文化日渐扭曲，慌乱、压力和疯狂被认为是充实、敬业和乐于奉献的标志。我们在压力的环绕下咬牙死撑，还要从中挤出能量四处奔波，最后只能以生产力和效率低下收场。

当你的压力过大时，
会发生什么：

- 智商下降。

- 无法清晰、理性思考，直觉、创造力全无。

- 极易犯错。

- 易怒。

- 工作进展极其缓慢。

- 眼界狭隘，看不清全局，丧失判断力。

- 消极心态占据上风。

- 动力不足。

- 怀疑自身能力。

- "拆台小分队"的声音盖过一切。

压力也有好坏之分

大众不清楚的另一件事是,压力也有好坏之分,追求"零压力"的生活是完全错误的。没有压力,生活将是空虚的,我们会止步不前,对万物失去兴趣,变身冷漠的躯壳。主动、投入、梦想这些词都会逃出我们的人生,成长和蜕变也就无从谈起了。

生活确实离不开压力,这事关物种延续,更事关我们的繁荣与发展。可我们需要的是好的压力,也称良性压力(eustress)。

大部分人经受的刺痛精神的压力是负面压力(distress)。

两种压力以不同的形态出现,但都会刺激我们做出回应:

负面压力让我们以为有猛虎随行,它让我们躺平装死或拼命奔跑。

良性压力让我们积极应战——有挑战，太棒了！我能行！——我们甚至能进入心流状态。

负面压力绝非一无是处。当我们与饥饿的老虎面对面的时候，房屋失火即将坍塌的时候，自己的孩子马上就踏入急速驶来的车流的时候……

在这些名副其实的危急时刻，负面压力恰好能挽救生命。它激活我们"战斗或逃跑"的反应，让我们在危机中瞬间爆发，避险逃生。然而，这用来救命的一招却在现代职场中频频上演，我们动不动就感受到外界的威胁。

快节奏、高压力、频繁的考核、复杂的关系都构成威胁的一部分，我们有无数担惊受怕的理由：

- 近在眼前的截止日期。
- 不能迟到的重要会议。
- 给对方留下好的印象。
- 千万不能把事情搞砸。
- 不能表现得像个新手。
- 获得他人喜欢。
- 害怕他人拒绝。
- 赢得他人赞赏。
- 杜绝一切失败。

我们小心翼翼地经营着每一步，每个细微差错都牵动全身的神经，这让"拆台小分队"不费吹灰之力就达到了它的目的，过度的操劳、关爱、思虑或野心就纷纷出场了。

在高压的氛围中，皮质醇这种压力荷尔蒙游遍身体，抑制我们的免疫系统，将我们推向倦怠，长此以往，还会增加身患癌症和免疫性疾病的风险。长期的负面压力有极强的破坏力，能引发多种疾病。

另一边的良性压力则对我们有益。

良性压力与活力和动力紧密相关，它令人感觉兴奋，可以提高我们的注意力和临场表现，帮助我们迎接挑战。在最理想的状态下，良性压力带给我们心流的体验——全神贯注，忘记时间。

你有没有被某个项目或想法点燃过？当你向目标靠近时，是否兴奋不已，心无旁骛？当你排除万难时，是否意志坚定，内心平静？在你眼里，挑战不再是邪恶的，而是有趣的，这便是良性压力的功效。当工作负担加重时，我们更乐于见到良性压力的出现。如果我们掌握了从负面压力切换到良性压力的方法，就可以用一种"我能做到"的心态取代原来的紧张、慌乱和焦虑。

若要完成上述切换，我们需要了解抚慰自己神经系统的方法，并将体内"拆台小分队"的音量降下来。

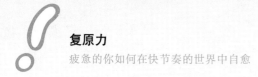
负面压力缓解指南

预感到负面压力时，请你采用下面的步骤安抚神经系统。

步骤 1：呼吸

仿照前文介绍的方法，做三次缓慢的深呼吸：吸气，从一默数到四，呼气，从一默数到六。同时，两臂还可以拉伸开来，配合深呼吸的节奏，外展、上举。这对释放压力、缓解紧张十分有效。

如果确实压力很大，还应辅以其他措施，但"动起来"是关键——散步、跳舞，锻炼身体，让身体摇摆起来。有关及时排解每日压力，防止压力囤积的建议请参考第 185 页。

步骤 2：倾诉

形式不唯一，把感受到的压力写在一页纸上、录成一条语音，或讲给可靠的朋友和同事都是可以的。不要把压力埋在心里，要把压力倾诉出来：

- ……令我坐立不安
- 我害怕……
- 我担心……

在倾诉的过程中，保持缓慢的深呼吸。

将恐惧说出来或写下来，是"不逃避"的表现，它能帮你认清形势、冷静思考。

步骤 3：击退"拆台小分队"

感觉好些后，试着猜测"拆台小分队"会怎么说，它会抛出怎样的限制性信念让你自乱阵脚？对照第 33 页提供的工具来挑战"拆台小分队"的迷惑言论，将体内这只"杠精"的音量降下来。

步骤 4：脚踏实地

从"战斗或逃跑"模式中走出后，你通常能更清楚、更客观地看待所处的状况。

- 是否需要将自己的感受和境遇告诉其他人？
- 是否需要求助？
- 是否需要修订当前目标？
- 是否需要多争取一些时间？
- 是否需要取消某项计划为自己留些余地？
- 是否需要休息一下？
- 是否需要听听其他人的建议？
- 是否需要外部支持？

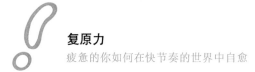
步骤 5：大胆求助

如果你惶恐不安，摇摆不定，或看不清局势，那么可以打电话向朋友求助。我有无数次这样的经历：当我独自痛苦挣扎了好几天之后，终于鼓足勇气向朋友或同事求救，而他们出现的一瞬间我就冷静下来了，他们让支离破碎的我重整旗鼓，用具体的建议帮助我回到正轨。因此，在你惊慌失措时，永远不要害怕伸手求救。这一点看似简单，却不容易做到——因为你可能跟我一样，想向外界展示最好、最坚强的一面。但是，你知道吗，朋友们会为能够提供帮助而感到非常高兴。

与手机解绑

在学会应对压力的同时，还应尽量减少生活中的压力源。你也不想把一整天都用在写日记、呼吸训练和摇摆身体上面吧？现代生活到处都有引发压力的因素，手机铃声和待办工作能让很多人瞬间皱起眉头，看起来这两件是最难甩掉的。

现代人类和智能手机的关系究竟如何呢？世界各地都在进行着类似的研究，而英国、巴西、美国、印度等地的研究结果都表明：我们被手机"绑架"了。

约 80% 的人在起床后 15 分钟内就要查看手机消息，每天要花三小时在摆弄手机上，平均每 12 分钟就要看一眼手机；人均每天触摸手机 2,600 次，解锁、打字、敲击屏幕这些动作已接近本能。晚上入睡前，约 71% 的人将手机放在身边，还有 40% 的人会在半夜醒来点开手机。

手机上瘾在当今世界不足为奇，我们也没觉得有什么不对劲。可

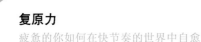

是当我们过度依赖于智能手机时，它也在搅动我们的能量和压力水平，最终成为倦怠的一大诱因。

于是，我督促自己与手机解绑，想看看生活会变成什么样。就在短短一周之内，我的精力恢复了，压力水平直线下降，连记忆力都变好了。

这个快速测试能检验你的手机上瘾程度。请勾选出符合自己情况的描述。

- 早上醒来的第一件事就是去拿手机。
- 晚上睡觉前你常常要刷一会儿手机。
- 无聊、排队或闲下来时，第一时间掏出手机。
- 在社交媒体、视频平台和网购软件之间来回切换，发现大量时间在无形中被吞噬了。
- 将手机放在身旁，每次弹出通知或消息都会查看。
- 手机调至静音、屏幕朝下或放在包里时，查看手机的频率会增加，生怕错过消息或热搜。
- 工作时需要与手机为伍，总想找机会刷一会儿手机。
- 在家与家人或室友聊天时，也在摆弄手机（可以请朋友或家人代为作答）。
- 产生幻觉，以为手机在震，拿起来却发现没有收到任何消息。
- 找不到手机使你焦躁不安。
- 临时出门买点东西，哪怕十分钟就能搞定，也要带上手机。

- 出门 15 分钟后发现忘带手机，一想到自己要外出一天，就算迟到也要回家去取。

如果你选中了两项以上，就需要有意识地调整自己跟手机之间的关系了。

不久前，我是会勾选所有描述的，当时也没觉得有什么不妥。与全球热点和朋友动态时刻保持同步，睡前再跟朋友聊几句，这不是很好吗？用烧水、排队或坐火车的碎片时间查收邮件，效率很高呀。当这种貌似无害的行为发生在每个人身上时，一种不健康的生活方式就诞生了。

手机上瘾对生活的影响远比你想象的更严重。

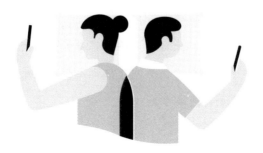

手机上瘾如何
影响我们的生活

它将我们困在一个永远在线、随时待命的环境中。

手机创造出一种新的沟通文化——延迟回复是不礼貌的。出于各种需要，我们的老板、客户以及朋友、家人能随时同我们联络。这使我们疲惫不已。

它让压力如影随形。

手机每响一次，身体也随之一颤，导致少量的皮质醇被释放出来。然后平均每 12 分钟，手机会再响一次，越来越多的皮质醇流入血管，使我们每时每刻都紧张分分，几乎一整天都处于"战斗或逃跑"模式。

它使我们变蠢。

皮质醇在体内游走，致使我们失去思考力、创造力和决策力。英国伦敦精神病学研究所的一项临床试验发现，参与者们在面对手机屏幕上不断弹出的邮件、电话提醒时，智商下降了 10 分。

它降低了我们的做事效率。

手机是快速完成工作的天敌。只要它在身旁，干扰就不会终止，我们的压力水平逐渐攀升，智商下降，工作也很难如期完成。工作期间关闭手机则是更明智的选择。

它破坏了我们的记忆力。

兴冲冲走进房间却不记得要做什么？每天都有20次类似的时刻？我本人就曾如此。成功戒掉手机一周后，我的记忆全都回来了。

它毁掉了我们的人际关系（孩子们也会认为他们不如手机重要）。社会中已经默许了一边聊天一边玩手机的行为，无论聊天对象是朋友、同事还是自己的孩子，这无疑在侵蚀我们的人际关系。AVG科技公司的一项调查显示，近三分之一的儿童在父母玩手机时感觉被忽视。

它令我们丧失专注力。

身旁的手机仿佛在一遍又一遍轻声呼唤我们的名字，迫使我们将视线从工作和朋友身上移开，而一部静音的手机似乎有更强的魔力。研究显示，单纯只是知道手机还在附近，就会占用我们的注意力，我们便无法专注于当下。

它是孤独、沮丧和焦虑的催化剂。

手机让我们与全世界相连，但研究反复证实，手机上瘾让更多人患上了抑郁症、焦虑症和孤独症。

它或许会加速死亡。

你没看错。研究指出，过度使用智能手机最终可能会缩短我们的生命，而这与手机带来的种种压力息息相关。

别误会，我绝非要与智能手机为敌。它能出色完成许多任务，而其中也许就包括接管人类的生活。

你若想重掌主动权，就需要有意识、更节制地使用手机，多去享受生活本身的精彩。我用了一周时间与手机解除绑定，效果令我大为震惊。

戒掉手机上瘾就像是给大脑来了一次全面升级，你会进入崭新的思维境界，遇上更沉稳、更专注、更快乐的自己。最意想不到的是，你找回了自己最欠缺的东西——时间。那些你朝思暮想、寻觅不得的时间，在放下手机后，全部出现了。

如果你希望能改进自己与手机的关系，不妨从下面的方式做起。

创造一种新的、健康的智能手机使用方式

关闭所有的通知。

这个措施最简单直接。关掉手机上的通知之后，把电脑上的通知提醒也关掉。手机响个不停已经够糟了，电脑也要加入混战吗？停止吧。把它们都关掉。

卸载手机上任何能导致焦虑或上瘾的社交媒体软件。

一个月之内不要使用上述软件。之后，你可能会重新安装其中的几款软件，但应该控制好访问的频率和时长，以防再度成瘾。

确保在日初、日末不受手机干扰。

晚上睡觉期间不要将手机放在卧室；夜间充电也放在其他房间。可以用实体闹钟叫自己起床。

工作期间，将手机放在远离办公桌的位置。

手机在身边的确会扼杀生产力、注意力和认知力。试一试关闭手机或将它放入抽屉，你没准会更有创造力。

排队、无聊、找乐子的时候，别看手机。

让大脑有放空、胡思乱想、白日做梦的时间是非常重要的，它有利于我们的创造力和心理健康。自从智能手机出现，我们就很少有机会让头脑闲置了。从现在起，如果你刚好做完一项任务，有一点休息、停顿的时间，不要伸手去拿手机，任思维游荡，让它去它想去的地方。你会爱上这种体验的。

做好随时退出的准备。

我们为什么会痴迷于手机？因为手机上各类应用的设计初衷就是如此。戒断手机的初期感受一定是痛苦的，我就深有体会，那种悲伤和孤独确实有点难熬。不过忍一忍就好了，几天过后，痛苦散去，我获得了真正的自由。

与待办工作解绑

我们从未指望大脑像今天这样容纳这么多信息。

先是源源不断的新闻和资讯，再到一个接一个的想法、思路、决定，我们被要求记住太多东西，还得担心太多东西，这让大脑长期处在高度警惕的状态，唯恐遗漏细节，酿成大祸。可惜这些并非大脑所擅长的。

《搞定：无压工作的艺术》（*Getting Things Done*）一书的作者戴维·艾伦（ David Allen ）曾说："大脑是用来创造想法的，而不是存放想法。"

大脑在任何时候都只能在短期记忆中容纳七件（最多九件，如果你真的很厉害的话）东西。只有七件。

我打赌，你现在需要让大脑记清的事物一定远多于七件。这就意味着，"尽力记清所有事"已经在耗费大量脑力了，你所承受的压力也比想象中的要大。

请将待办事项清单、购物清单、约会安排和项目想法全都从大脑搬离出来，把这些你要求大脑记住的事情转移到某个页面上，存储在一个可靠的系统中，然后随时取用即可。整套工具的运行逻辑如下：

解放大脑，让一切保持井然有序

1. 日程本

第一样工具就是区分每日时段的日程本。约会安排及各类其他任务都可填入对应的时间段（在第三部分中，日程本还会被用来重新规划你的生活），这样你就不用让大脑强行记忆了，每一件需要花时间完成的工作已在日程本中就位。

2. 一个专门存放待办事项清单的地方

既可选用手机、电脑上的笔记工具，也可采用线上的项目管理系统。你只需记住清单所在的位置，需要调用时，迅速打开查看即可，这样你就能对眼前和未来的工作做到心中有数。记得将所有待办事项保存在一处，及时标记或清理已经做完的工作。

3. 一个专门追踪项目进度和收藏新项目意向的地方

如果你同时负责很多不同类型的工作，或需要在家中各处存放设备零部件，那么可以找一个专门的空间来记录相关信息——电子表格、项目管理系统以及传统的纸面记录都可以。总原则就是将信息归纳至一处，而后按需取用。

如果你平时会冒出各种稀奇古怪的想法，那就建立一个想法库，将自己的灵光乍现记在手机或电脑文件夹中。这样既节约脑力，又能将自己的创意长久保留。

4. 提前设置闹铃提醒

这样你就不用一直想着后面还有哪些事要做——时机来到时，闹铃自动提醒，然后你按指示去参加会议、拨通电话即可。手机和电脑都有此类功能，灵活运用这项工具就像为自己配备了一个智能助手，省去你背诵日程的时间。

大脑疲惫时，记得问自己：又有哪些信息可以暂时清除了？

将需要机械记忆的小事存放在可靠的空间内，而将最宝贵的精力专注在大事上，你的人生会轻松不少。整个人也会瞬间理智、开朗起来，一切都尽在掌握。

所以，面对头脑焦灼、心思郁结的日日夜夜，拿出纸笔，把心事写出来，让大脑重获自由，你将收获一夜好眠。

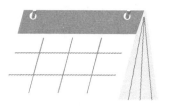

"多任务并行"
的真相

我们都想错了。

世人说，妈妈是"超人"，多任务并行是女性的超能力。这话我可不同意。多任务并行带来的错觉是，我们以为自己能一下子搞定很多事，而事实上，我们只是在不断分心的过程中，缓慢地完成了一些事，并搞砸了更多事。依据字面意思，多任务并行要求我们在同一时间解决掉多个任务。这一看就是名副其实的压力源——这种做事方式只会降低生产力，扼杀我们的专注力、同理心和自我意识，它还会拉低我们的智商和情商，让我们错失细节。你一定跟玩手机的人面对面聊过天吧，对方看似在场，但心思早就不知飘去了哪里。多任务并行有百害而无一利。

为了恢复脑力，你要保证的是，在同一时间只专注做一件事。

或许你已经适应了在任务间跳来跳去的工作方式（专业说法是：任务切换），再想集中精力只做一件事反而没那么简单。请尝试以下两种工具。

番茄工作法

番茄工作法（The Pomodoro Method）是一种时间管理方法。它有助于增强注意力，战胜拖延。如果你长期感觉压力繁重，频频分心，可以用番茄工作法改善工作和休息的节奏，调节身体的能量。

使用番茄工作法，选择一个待完成的任务，设定一个25分钟的倒计时，在这段时间内专注工作，倒计时结束后休息5分钟，这个组合记为一轮。四轮过后，休息15~30分钟。坚持使用番茄工作法，对训练提升大脑的专注力、注意力时长都非常有效。

三个标签法则

合理限制频繁进行任务切换的方法是：电脑桌面上任何时候最多只打开三个标签（迫不得已时，也不要超过五个）。这条法则能帮你排除干扰，保持思想集中。

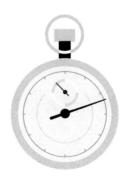

拥有快乐、平静和
强大心灵的秘诀

前文我们已经为大脑进行了减负，移除了一些不必要的压力源，也分享了集中注意力的方法。下面，我们该谈一谈如何休整脑力了。

锻炼

没错，还是锻炼。它对我们的体力和脑力都至关重要。神经科学家温蒂·铃木（Wendy Suzuki）就认为：若想拥有最强大脑，运动是可控范围内的最佳选择。

偶尔一次的锻炼可以帮助你更新精神能量，释放压力，保持清醒，提升信心。长期保持运动的习惯则益处更多，它是你拥有强大复原力和专注力的基础，还能在你年老时减缓大脑退化的影响。如果你是脑力劳动者，维持工作效率的最好伴侣就是锻炼，而如果你是思虑过度者，锻炼可能是你的一剂救命良药。

当我疲倦到无法思考时，我会通过运动来甩掉压力，激发头脑能量。你一定要尝试一下。

休息

当今社会最值得倡导的一条建议就是：学会劳逸结合。由于一些人对速度和产量的痴迷到了极高的程度，休息在他们眼中充其量是一种奖赏，而最冷酷的"强者"甚至会将休息视作一种浪费。这种藐视休息的做法只会让我们自食其果。

认清休息的重要性，改变它"可有可无"的地位，我们将能更好地重塑幸福生活。

只有当你允许大脑休息时，你才有机会给它充电并更新能量，你才能从使用左脑（负责所有日常工作的理性思维）切换到使用右脑，让灵感、创造力和直觉思维迸发出来。

灵机一动的时刻通常都来自你的右脑，这就解释了为什么人在洗澡、运动、涂鸦、洗碗或看着窗外放空时能够突然获得创意和灵感。左脑放松、右脑活跃，奇妙的反应就出现了。对于潜意识的巨大威力，所有伟大的作家、艺术家、哲学家、思想家和科学家都再清楚不过了。

爱因斯坦说："直觉思维是人的天赋，理性则是它忠诚的仆人。我们的社会荣耀了仆人，却忘记了天赋。"当你学会了休整脑力时，你就能找回自己的直觉思维，游刃有余地解决生活中的难题。

每隔 90 分钟休息一次

在一天之中不间断地工作，身体会吃不消的。

人体内置了一套出色的次昼夜节律系统，它将一天之内人的大脑活动自然划分为高频期和低频期，分别对应活动和休息。人体活动若能与之同步，便能实现烧脑活动与休息放松之间的高效切换。

高频率的大脑活动期适合集中精力，潜心工作，此时你的状态也是最好的。工作大约 90 分钟后，你会有些困倦，开始打哈欠，甚至会产生饥饿感，大脑运转也放慢了速度，进入低频率的活动期，这预示你该休息了。此时，身体已渐渐调为休息模式，大约20 分钟后状态才会再次回升。

休息模式开启时，
你有两个选择：

1. 顺从身体的意愿，短暂休息，为自己充电。
2. 无视身体的信号，拖着疲惫的大脑继续前进。

工作缠身的我们极易选择后者，心想：咬牙撑一撑，这样就能做完更多事了。但这种想法其实是不合理的。无数的研究已经证明，中间不休息的人比那些每隔一两个小时就休息一下的同事的工作效率低很多。不间断的工作意味着不能进行能量补给，继而导致

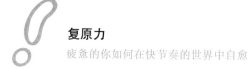
大脑空转，等待我们的除了更高的压力水平，还有智商下降，错误频出以及思路混乱。

请记住，每隔 90 分钟的一次休息是不可或缺的。它是休整脑力、高效工作，以及在日末依然富有活力的重要前提。

在工作日中融入次昼夜节律，每隔 90 分钟安排一次 20 分钟的休息，这会赋予你更多的精力，更高的效率和更长久的专注力。你会惊喜地发现，自己比以前更快乐，也更有判断力。

将工作模式关闭

让大脑休息。你做得到吗？

我说的"关闭"是彻彻底底的关闭——下班以后，你能忘掉工作吗？度假的时候，能不能将工作邮件和社交媒体置之不顾？周末到来，会不会沉浸在喜悦的活动中，充分享受当下，绝不插手工作？反正我做不到。

我开着工作模式度过了许多年，周末、假期和床上都有我工作的身影。即便无事可做，我的心里也装着工作。我最害怕自己一旦停下来，就会失去动力，被时代抛弃。

而真相是我无法将工作模式关闭。工作、忙碌、肾上腺素使我上瘾，它驱赶着我争分夺秒，不眠不休。我死死按住超负荷运转的按钮，不知道如何放手。

现在的我已经大有进步了，但仍然觉得关掉工作模式很难。这种感觉你懂吧。陪伴我们的现代科技鼓励我们一直开机、在线、与外界永不失联，想要摆脱工作、社交媒体或朋友动态也就难如登天了。

永不失联、无法关机将我们变成可怜、可悲的打工人，这也给了压力和倦怠可乘之机。

无休止的工作模式让我们一直处在轻度的"战斗或逃跑"模式中，我们像极了时刻保持警觉的鸟儿，提防着周围的风吹草动，压力荷尔蒙渗入血管，身体和大脑都不得放松，心烦意乱、筋疲力尽，我们就这样亲手将自己拖垮。

成千上万的人冲进电视、酒精或药物的怀抱。晚上喝一杯，到各大视频平台刷剧，或是叫上朋友寻欢作乐。乍一看切断了与工作的联系，其实是在麻木和逃避。我们既没有回归现实，也没有让身体和心灵得到慰藉。

看剧、喝酒、开派对，这些行为本身没有错，我自己也很乐意参与。但是，当它们成为应对工作压力的唯一方式时，就会出现问题了。

把注意力从工作上移开

成功关闭"工作模式"的关键在于全身心投入到一项新的活动中，并以此来转移你对工作和烦心事的过度关注。

也许你对适合自己的活动已经有了初步想法，但仍然可以继续发扬实验精神，大胆探索新的选项，帮助自己切换到右脑思维模式。

- 走进大自然。
- 运动或锻炼。
- 瑜伽。
- 冥想。
- 跳舞。
- 武术。
- 创造性的活动（如绘画、素描、陶艺、烹饪、演奏或制作音乐、木工、手工、缝纫、编织、涂色、涂鸦、绘制曼陀罗图案等）。
- 听音乐。
- 一些看似机械、无聊的活动，目的是让双手或身体忙起来，在重复中找到节奏感，步入一种神游的状态（如擦窗户、洗衣服、粉刷墙壁、整修花床等）。

停一停

需要停一停的不只是工作。

工作之余，我们还有没完没了的消息要回复，要答应或拒绝别人的邀请，要挑选网购商品，还要抽时间把家务做一做。到头来，我们就是没空做自己享受的事——读完一本书，凝望窗外，发呆放空，这些你有多久没试过了？又有多久没能安静地坐一会儿了？

太多人想按下暂停键。
让所有一切都停一停，让自己静一静，喘口气。

幸好我们是能够做到的，而且还有实体按钮可以按。关闭所有让我们与外界相连的设备，拔掉电源，然后为自己安排一场数码排毒吧。好好利用这个机会真正地放松，建立与自己内心的联系，为自己补充能量。

你会打开一个新的世界。

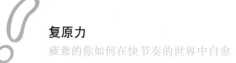

数码排毒全攻略

步骤 1：确定数码排毒的时间和时长

时长应适宜，数码排毒不是自我惩戒。如果有信心完成一次 24 小时的排毒之旅，而且不会觉得烦闷，那固然最好（这也是我力推的做法，效果立现）；但如果顾虑太多，一想到 24 小时不能碰手机就心跳加速，建议把时长定得短一点，比如几个小时或一个晚上。

步骤 2：对意料之中的棘手情况早做安排

如果一整天或一个周末都准备"断网失联"，那还是有必要告知亲近的人该如何在紧急情况下与你取得联系（我自己的做法是安装固定电话）。

如果你通常用手机看时间，那么应预先准备一个可以代替它的时钟或手表。

步骤 3：提前设计排毒活动

列出你休闲时可以做的事，例如：

- 读书、看杂志。
- 做些小玩意儿。
- 下厨烹饪。
- 绘画、素描或拼贴。
- 涂色。
- 写日记。
- 写一个小故事。
- 在家做 SPA，包括美甲和护肤。
- 出去散步。
- 做运动。
- 收听一门课程。
- 洗个澡。
- 给朋友写封信。

- 给自己写封信。
- 制作相册。
- 整理橱柜或抽屉。
- 望着窗外发呆。
- 自我反思，大胆畅想。
- 正念冥想。
- 弹奏乐器。
- 在厨房里跳舞。
- 去购物。
- 去美术馆。
- 与朋友聚会。
- 早点上床睡觉。

列出数码排毒期间能跟朋友一起做的事，注意不要使用带有屏幕的电子设备。

- 下厨。
- 跳舞。
- 打牌。
- 打卡新景点。
- 亲近大自然。
- 面对面聊天。
- 一起做运动。
- 桌游或猜谜。
- 计划一次探险。
- 增加与伴侣相处的情趣感。

当然，你也可以什么都不做。让自己无所事事，体会"空虚"带来的不适感，让大脑记住这种感觉。与真实的自己对话，这其实也是自我疗愈的一部分。因此，不必急于用特定的活动来填补断网生活，花些时间感悟自己的存在也是很好的。

步骤 4：关机，排毒开启

做完前面几步就可以关掉各类屏幕，正式开始排毒了。

脱离手机的时候难免有些情绪化，请不必惊讶。

长久以来，你都在用聊天软件与朋友互动，用电影、电视和社交媒体来消磨时间，手机成了你逃避自己和自身情绪的港湾。现在一下子将手机关闭，确实需要多些耐心，让自己适应，逐步建立与内心的连接。借助第 122~124 页的"情绪检查"探索情绪的来源，妥善处理数码排毒期间涌现的深层情绪。

获得平静

平静意味着力量。

心态平和时，你能挖掘大脑的高级思维方式，练就敏锐的直觉，将逻辑性和创造力更好地发挥出来。

你越是磨练平静的心态，就越能临危不乱、脚踏实地，你也就可以更切实地感受岁月静好，知足常乐。

在如此浮躁、焦虑的世界中获得平静是需要刻意练习的，而练习的最佳形式是正念冥想。

冥想是对心灵的驯服，使之排除杂念，集中精力，有意识地觉察，专注感悟当下。冥想以呼吸为焦点，它能抚平你的神经系统，还能使你成为一个旁观者，冷静看待头脑中升起的任何念头和感受。

正念是对"此刻"的感知——对生活而言，只有当下的这一刻，才是你可以牢牢把握的。

你在做任何事情的时候都可以练习正念。冥想能提高大脑的专注力和观察力，正念则可以帮助你在日常生活中充分发挥自己的敏锐洞察力。

已有大量证据表明正念冥想对生活具有积极作用。在这个浮躁又繁闹的社会，到处都在贩卖焦虑，每个人都疲于奔命，冥想可以为你提供一方安宁的天地。

定期进行冥想练习会对大脑产生影响，它能缩小我们的杏仁核（情感产生和调节的核心区域），增加前额叶厚度（自制力、注意力、决策力的区域），提高我们对情感、情绪的调节能力。

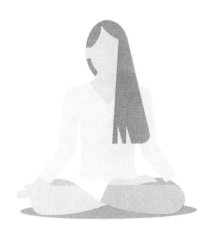

正念冥想入门

正念冥想的练习方式有很多种。

我个人最喜欢的是"头脑空间"（Headspace），它是由冥想领域的专家安迪·普迪科姆（Andy Puddicombe）打造的一款冥想软件。安迪曾是一名佛教僧人，通过创立"头脑空间"，他将自己的冥想经验带给每个人。

这正好是我力荐"头脑空间"的原因，无论你是谁，你都可以循序渐进地开展冥想练习，系统地掌握有关方法，并将其融入忙碌的日常生活。它不光有针对恐慌、焦虑和压力时刻的减压课程，还有针对儿童的冥想和心智练习指导。我的儿子在四岁半时第一次体验了"头脑空间"冥想课程，他很喜欢。所以，如果他都能做到，你也一定行。

如果你从未尝试过冥想，或正在犹豫要不要尝试，担心自己能否适应，那你真该试一次。坦白讲，我不能说自己已经完全掌握了冥想的诀窍，但一边写这本书，我一边意识到自己是真的很想进入冥想状态的，我相信冥想的力量。

我的朋友伊芙（Eve）在"头脑空间"担任冥想总监，她为许多课程录制了引导词，我向她请教了几条写给初学者的冥想建议：

"首先，如果你没有迅速养成冥想的习惯的话，无需感到挫败。万事开头难，降服自己的内心则更难。因此，在练习的过程中要对自己有慈悲、怜悯之心。只要你确实想养成冥想的习惯，内心有此意愿，就是很好的开始。"

"建议从引导式冥想开始。从小做起，每次 5 分钟，每周 2~3 次的频率也是可以接受的，后期可逐步增加。如果最初将目标定为每天冥想 20 分钟，可能会被压力劝退，恐怕也很难持久。"

"每次训练前，想一想自己在这一刻为什么需要冥想——也许是为了某件事，也可能是为了周围的人（于人于己，冥想都是有益的）。"

"最后，如果冥想训练中断了一段时间，无论是几天或几个星期，都没有关系，接着原来的进度继续做就可以了。"

现在请你设定一个每周的频率目标，想清楚冥想的意图，然后就开始练习吧。

找回专注力，
进入心流状态

若你的注意力完全投注在某项活动上，心流就出现了，在此状态下，大脑享受其中，产生高度的兴奋及充实感，你会遗忘时间的流逝，忘掉周围发生的一切。

据说作家、歌手、音乐家、舞蹈家、艺术家、冥想者和专业运动员都曾有过心流体验，他们用"如入无我之境"描绘当时的感受，而我们每个人也都有过类似经历，我们的大脑也具备打造心流状态的条件。主要问题是，如果我们被内部（"拆台小分队"）和外部的噪音持续干扰，就很难实现心流体验。如果我们总是做自己不喜欢的事，无法充分激发身体或大脑的潜能，那么就很难进入心流状态。

心流是良性压力的终极形态（参考第 77~79 页），它不仅会带给你奇妙的感觉，还对信心、技艺和能力助益良多，你可能会拥有超出常人的生产力和巅峰表现。因此很有学习的必要。

如何进入心流状态

- 做自己喜欢的事。
- 设定一些令自己兴奋的挑战。
- 排除干扰（尤其是关闭手机）。
- 能够在较长一段时间内保持注意力高度集中（平时练习冥想）。

终极目标是，让每个工作日都充满心流体验。为了达到这一目的，需要在工作中安排自己喜欢的活动和挑战。如果当前的工作缺少上述元素，则应考虑做些调整，甚至可以酝酿转行（详见第三部分"稳步迈入事业转型"）。

现在你需要做哪些事?

阅读第 95~112 页有关休整脑力，拥有平静、专注大脑的关键步骤，分析自己需要将哪些内容融入生活。

复原力

疲惫的你如何在快节奏的世界中自愈

- 如何将那些内容融入自己的生活？
- 这一步达成后，下一步的目标是什么？

_____

_____

_____

_____

_____

_____

_____

_____

_____

_____

_____

_____

_____

_____

_____

_____

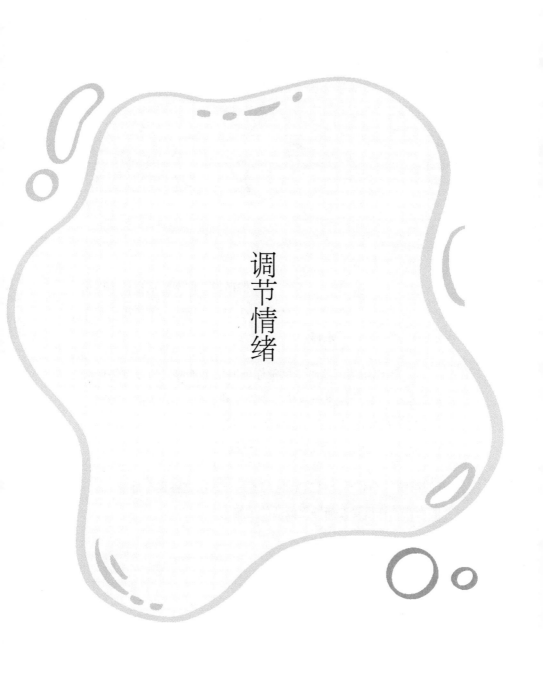

调节情绪

俗话说：你不能从空杯中倒出水来。在这一部分，情绪就是那只水杯。

当你情绪低落时，尽管你依旧忙个不停，却没有任何情感输出。当你一次又一次优先考虑工作、责任和别人的需要时，你也在忽视或压抑自己内心的悲伤、难过、愤怒、怨恨、羞愧、内疚和嫉妒，而你终将迎来情感的枯竭。

好的情绪并不等于一直笑脸迎人——一直以这种姿态处事的人，或许只是在掩饰他低落的情绪。

人生总有起起落落，情绪管理的关键在于驾驭情绪的过山车。你需要感受自己的感受，这当然也包括情绪中阴暗的部分。不要逃避，近距离观察自己的情绪，并从中得到指引，帮助伤口愈合。

将空杯再度填满的方式有很多，你可以练习自爱、感恩，还可以跟自己和身边的人建立深刻且有意义的联系，为自己留出嬉戏、游玩、冒险、欢笑的时间，找回简单的快乐。这些活动不是可有可无的。没有它们，生活将变得单调乏味，暗无天日。

关爱过度与倦怠

关爱过度者极易发生情感耗竭。他们习惯了全力付出，却忘记自己的能力与能量都是有限的。

通常情况下，当一个热情、慷慨的人的水杯干涸时，他会发现自己陷入了一个恶性循环，遭受重重打击：他很难对在意的人产生同情或怜悯。然后，他发现自己竟然活成了自己最讨厌的人——烦躁、易怒、愤恨不平，接下来他还会感到内疚和羞愧。

倦怠情绪广泛发生在教师、护士、医生、治疗师、接生员、一线工人、社会工作者等从事服务和护理行业的人群中。因长期从事标准严苛的工作，他们中的许多人常常牺牲了自己的真实需求，而且来不及休息和恢复，促使他们发出"累觉不爱"的感叹。他们的水杯已经枯竭，即便很想关怀他人，也力不从心。

关爱过度者的辛酸更在于：人们普遍认为，父母和医护人员对他人需求的优先满足是天经地义的，他们不能贪图享乐，而应该以照顾子女和病人为乐。

这当然不合理。

水杯不会自动充满

无人例外。

情感没有自动补给一说。你不可能不顾自己的水杯，一直付出，这样迟早你会崩溃。

如果你喜欢关心、守护他人，就必须投入同样的精力来关怀自己。只有二者平衡时，你才会热爱生活，而且有更多的爱可以付出。

即使没有关爱过度或护理他人的困扰，你仍然有必要管理自己的情感能量。那些沉迷于工作，只顾自己、不去维系人际关系的人，或者没有抽出时间来享受生活的人，也会发现他们的水杯因缺乏使用而枯竭。

我以前不是特别担心自己的情感能量，因为我天生热情开朗，所以觉得这样就足够了。但热情并非衡量情感能量的标准，情感能量的高低取决于我们能否将自己的需求放在首位，用爱和鼓励对自己说话，是否愿意承认自己的脆弱，是否愿与情绪和谐相处，以及是否拥有良好的人际关系。

将水杯填满

我们必须了解如何让"水"流动起来，并及时将空杯填满。方法如下：

留出时间享受简单的快乐

简单的快乐实在是太重要了。买给自己的一束鲜花，在阳光明媚的日子躺在树荫下，在寒冷的冬日下午享用热巧克力和美味蛋糕，用精油洗个热水澡，观赏最爱的电影，依偎在火炉前……

这些小事既是生活中的小美好，又是鼓舞人心的灵丹妙药。

写出一些自己生活中的简单快乐，任何能给感官带来愉悦的活动都是可以的。然后定期让它们出现在生活里，效果定会超乎你的想象。

_____

_____

_____

_____

_____

_____

_____

_____

_____

_____

_____

_____

找到乐趣所在

快乐的感受最适合用来填充水杯，玩耍、游戏和发挥创意能带来快乐，享受挑战和冒险也可以。我们需要注意的是，这种快乐的感受不应成为外出度假才能拥有的保留项目，毕竟那是远远不够的。

要学会将笑声、冒险、游戏、乐趣和创造力带入我们的日常生活，而且要有意识地提高这些元素的优先级，因为它们能够点亮我们的内心，为我们加油打气。

别把问题复杂化，找乐子是非常简单的，收听幽默的播客节目，学习有趣的新技能，练习书法，在厨房里尽情地跳舞……如果你觉得自己的生活缺乏乐趣，那么就把想做的、好玩的事写下来，然后腾出时间去创造、去挑战。

运动能立即促进快乐荷尔蒙的分泌

没错，又是运动！通过锻炼身体来填满杯子是不错的选择，它有益于你的身心健康。运动时，身体会释放出多种快乐荷尔蒙，增强你的信心，减缓你的焦虑。运动是一种快速的情绪增强剂，心情不佳的时候，让自己动起来吧。

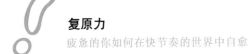
感恩练习

一谈到自我疗愈，很多书都会将"学会感恩"列入其中。我在这里重申它的重要性，并且提醒你常做感恩练习。大量证据表明，感恩之心可以增强幸福感、同理心和自尊心，减少抑郁、压力和攻击性，提升复原力。始终懂得感恩甚至能够改变一个人的大脑。

练习的方式有很多：写下值得感激的五件事，对释放善意的人当面说声谢谢，或者给自己感激的人写封信（不寄出也是可以的）。

和自己的情绪成为朋友

学会驾驭情绪的过山车，才能保持情感能量的充沛和流动。

与其一味地忽视、隐藏、封锁、逃避黑暗或苦恼的情绪，不如学习靠近、感受和接受它们，与其和解，并从其中获得指引，将其转化为成长的动力。

许多人受到的教育是把情绪压制住，甚至隐藏起来，装作若无其事的样子，但这么做其实没什么用。

你可以对外界伪装，但这些坏情绪不会真的被消解。

当你拒绝承认自己的感受，甚至一直强装快乐时，你真实的情绪不会消失。

恰恰相反。

借用布琳·布朗（Brené Brown）教授的原话，"当你否认自己的感受时，它们反而会成倍增长。不仅如此，它们还会邀请羞耻感加入聚会。"

紧接着，你的生活就要遭殃了，你可能会做出很多糟糕且有破坏性的决定。就说我吧，当我焦虑、羞愧、心惊胆战的时候，我一边佯装镇定，一边主动挑起争论，然后我会变得自私、拖延、自暴自弃、到处推卸责任。这画面一点也不美好。

因此，假如不安、愤怒、悲伤、孤独、羞愧、内疚等不舒服的情绪出现了，你需要抽出时间关注它们。要不作任何评判地接近这些情绪，探知内心的真实需求。

情绪检查

请用以下 5 个步骤整理自己的感受。

步骤 1：不要压制自己的感受

你首先要做的是接受并拥抱自己的感受，将它们表达出来。写在纸上、录成语音备忘录或与朋友谈心都是可以的。

如果不知从何说起，或不清楚该用怎样的措辞，下面的句式是不错的选择：

我对 …… 感到难过	我希望 ……
我对 …… 感到愤怒	我对 …… 感到反感
我害怕 ……	我讨厌 ……
我担心 ……	我对 …… 感到不安
我对 …… 感到内疚	我对 …… 感到失望
我对 …… 感到难堪	我对 …… 感到恼火
我对 …… 感到羞愧	我对 …… 感到厌烦
我羞于承认 ……	我对 …… 感到妒忌
我不想让人发现 ……	

步骤 2：找到感受的源头

- 是什么事件引发了这种感觉？
- 你对自己讲的故事有怎样的感受？

- 这种感觉是否与你对自己、他人和生活的期待有关？
- 这种感觉与"拆台小分队"所说的话有关吗？

步骤 3：尽情发泄

有时候，正视自己的感受会促使它瞬间爆发，你可能需要大哭一场，（对着枕头）尖叫，上下跳动或来回跑动才能把压抑的情绪完全释放。

抖动身体也有用，即在全身放松状态下用骨盆带动躯体颤抖。这个练习对调节压力和情绪非常有益，它会让烦躁的你安静下来，让泄气的你重获力量。

步骤 4：让"撑腰小分队"上台发言

- 你内心那个明智、正面的声音会说什么？
- 你现在最想听到怎样的鼓励话语？

你会惊喜地看到，自己对自己的鼓励效果极佳，它甚至能为你指引方向。你当然还可以跟朋友通话，从他们那里得到鼓舞。

步骤 5：满足自己的需求

做什么能对你有帮助？立刻去做。

复原力
疲惫的你如何在快节奏的世界中自愈

- 需要专注于自我关怀吗？

- 需要多爱自己一点吗？

- 需要爱你的人提供支持吗？

- 需要走进大自然，散散心吗？

- 需要向别人求助吗？

- 需要重新评估预定目标吗？

- 需要多给自己一点时间吗？

- 需要取消一些计划，为自己留些余地吗？

- 需要休息一下吗？

- 需要听听别人的建议吗？

- 需要请求外援吗？

- 需要与"拆台小分队"正面对决吗（参考第 33~34 页）？

- 需要抚平自己的神经系统吗？

- 需要做些运动，加速快乐荷尔蒙的分泌，增强自信吗？

- 需要跳舞或颤动身体吗？

- 还是说，承认自己的感受就好了，暂时不需要采取其他措施。

没必要逼迫自己快速走出阴霾。有的时候，正视这些感受，搞清它们的来源就够了。在这样的日子里，只需确保自己能够得到支持和滋养，阳光终会照进来。

学会爱自己

"对自己的爱"是情感能量的终极保障，也是让我们过上幸福、美满生活的力量源泉。它是十分令我着迷的一个话题。

2013 年，我与薇奇·帕维特（Vicki Pavitt）一同发起了"自爱计划"（Project Love），希望以此为契机，改写当下社会有关爱的定义，并向人们证实"当你真正自爱，并允许自己从中汲取力量时，你就能解脱束缚，从本质上改变自己的生活。"

一个懂得爱自己的人，他的生活会变得更简单、更愉快。他体内的"拆台小分队"会陷入静默，"撑腰小分队"将大放异彩。

自爱能放大那些美好的品质，你会感受到更多的幸福、满足、快乐、宁静、默契、自尊和自信。

当你爱自己时，你会相信自己，支持自己，原谅自己，保护自己。当你爱自己时，你不会允许别人把你当成垃圾，也不会坚持做一份让自己焦头烂额的工作——你要确保你的生活方式和所做的工作让你充满活力，让你感觉幸福。

自爱不是自私。恰好相反，一个自爱的人能回报给世界更多的东西。如果你自己变得很有爱，那么你会将爱分享出来，并更加慷慨善良，坦诚无私。

学会爱自己绝非易事，它是我们一辈子的功课。

但我们取得的每一点进展都会转化成神奇的力量。

下面列出一些我们为"自爱计划"的参与者提供的建议，每一条都可作为你实现自爱的起点：

- 用日记与自己的感受和想法对话，将"撑腰小分队"的话语也写出来。
- 在冥想练习中感悟同理心，学会自我接纳。
- 及时让自己得到治愈。
- 外出跟自己约会。
- 犒劳自己，享受夜晚的独处时光。
- 继续调低内心"拆台小分队"的音量。
- 继续调高内心"撑腰小分队"的音量。
- 每天为自己做一件简单且有爱的事（通过"自爱计划"，我们让每位参与者在连续的28天中，每天为自己做一件有爱的事，训练爱自己的能力，体验小确幸带来的大满足）。

治愈你的心

让自己得到治愈是学会爱自己、照顾自己的前提。

我们中的许多人都带着尚未处理的痛苦走来走去，有些源自自身的过往，有些刻着父母、祖父母或先辈的印记。我们对此选择沉默，刻意隐藏它们所催生的愤怒、悲伤和恐惧，却忘了这些代代相传的情绪正在蚕食我们的情感能量，甚至变成我们与自己以及他人建立深刻联系的隔阂。这些悲伤的情绪还被发现与一系列病症有关，例如偏头痛、心脏病、肠易激综合征、某些癌症以及焦虑、抑郁和成瘾等。桥上静修会所的联合创始人唐娜·兰卡斯特（Donna Lancaster）认为，这些未被治愈的情绪也对职业倦怠的发生"功不可没"。

唐娜·兰卡斯特是我心目中最伟大的创伤疗愈师之一，她发现，身处西方社会，我们心中积压着不少落魄经历，还暗藏着这些经历诱发的悲伤，却不知如何应对。她分析道：

"我们的家庭和文化告诉我们，务必要咬紧牙关。在成长过程中，只有'好的情绪'才是被鼓励、被允许的，因为只有'好的情绪'才有价值。这样的隐忍最终向内发酵成毒药，引起抑郁等症状，而我们的外在变化也在刺伤最亲近的人。例如莫名其妙地对着身边的人发起脾气。我们只有正视这一切痛苦和不幸，才能真正获得治愈。"

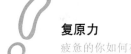
如果你经常有悲伤、愤怒、内疚、羞愧、焦虑、抑郁的感觉，或习惯于用酒精、药物、工作、忙碌以及其他借口逃避上述感觉，那现在你最该做的就是治愈自己的心。

人的一生恰是不断疗愈自己的一生。

每一道愈合的伤痕都会消除一项限制我们的信念，我们会在生活中体验到更多的快乐、平和与满足。我们将会与自己和他人建立更深层次的联系。

有助于处理痛苦和创伤的工具

生而为人，难免要目睹（甚至会亲身经历）人间的悲欢离合，此时需要借助某些工具、手段来处理这些创伤或阴影。

主动采取干预手段势在必行，因为创伤不会自行消失，强硬压制更不可取。对他人的照顾不应以牺牲自身的心理健康和福祉为代价。在写作本书的过程中，我采访了数位医护人员和社会工作者，发现他们极其缺乏创伤处理方面的指导，而他们可能每天都要直接或间接地与各种心理创伤为伴。

希望雇主们能为这类岗位人员及时提供创伤处理培训，在此我也介绍几种工具，为治愈心理创伤提供一些思路。有助于人们处理创伤的做法有谈话疗法、身心动作治疗、瑜伽调息、认知行为疗法、眼动心身重建法、TRE（Trauma Releasing Exercise，压力创伤释放训练）等。

构建良好的人际关系

建立深厚、和谐、真实的人际关系是我们在社会立足的关键，也是保持身心愉悦的必要条件。

哈佛大学用 80 年的时间追踪了数百位成年人的生活轨迹，结果显示，拥有积极、亲密关系的成员比其他人活得更长久，更快乐，也更健康。加利福尼亚大学调研了患有乳腺癌的女性，发现那些被深厚友谊支持和包围的患者，完全康复的可能性较其他人要高出 4 倍。友情不仅有着强大的治愈力，它还能将我们的空杯填满。所以，我们需要在构建人与人的纽带方面投入时间，在相互滋养的过程中与周围的人开展有意义的互动。

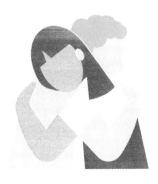

建立积极关系的
十大技巧:

- 让喜欢和尊重你的人加入你的核心朋友圈。

- 每天都找机会参与有意义的对话。

- 与心爱的人度过高质量的时间,关闭手机,给予对方全部的关注。

- 作为管理者,应确保自己有时间与下属谈心,倾听他们的想法。

- 与在意的人保持联系,问候他们的近况,让他们知道你一直都在。

- 对爱你、支持你的人表示感谢。

- 让心爱的人看到你脆弱的一面。卸下面具和盔甲,显露真实的
  自己。

- 允许别人帮助自己,不要假装坚强、包揽一切。

- 与志趣相投的人建立联系,在线上或线下组成团队。

- 立足于自己的岗位,多做志愿服务,传递爱心。

说出你的心声

若想填满情绪的杯子以及在各个层面保护能量水平，让自己知道"自己的需求能够得到回应和满足"是相当重要的。

或许在时间、空间、工作任务和家庭责任等方面你都会与他人存在交集，让他人了解你的心思并支持你的想法是很有必要的。比如，告诉同事尽量不要在周末发送工作信息与邮件；要求伴侣在周六上午照看孩子，给自己"忙中偷闲"的机会。如果你从来没有为自己争取过（甚至以此为"耻"），那么迈出第一步，向对方表达自己的需求也会成为一种煎熬。

在内心深处我们会为自己的需求感到羞愧和内疚（如果你是一位母亲，这种感觉还会被放大），而这种羞愧往往会以怨恨、愤怒、指责、消极的攻击，甚至直接攻击的方式涌现。原本自然、冷静的表达演变成一次失控的对话，在对方最出其不意的时候突然爆发。

在这种场景下，你的语气、肢体和语言都会让对方感受到被责备和被攻击，他们听到的潜台词是：你很累，很可怜，但错在他们。而他们的第一反应则是辩解——你的不爽不是他们的错，你的指责是不公正的。这样的对话只会两败俱伤，你给对方贴上"自私"的标签，你的需求也没有被理解，更不可能被满足。

为了将需求表达出来，让信息被理解，你应把内心的"拆台小分队"赶走，冷静、诚实地面对自己和对方。

不要担心暴露自己的脆弱。

你的需求就该由你来说。

别推脱责任。

把自己当作受害者是无济于事的。

你需要这样一场对话

跟对方约一个合适的谈话时间，不要突然冲到他们面前肆意发泄。这是一次重要的对谈，它有明确的目标，对双方的精力、注意力和同理心都有要求。如果对方很忙、很饿或频繁被打扰，那就不是深入聊天的好时机。

谈话进行中，如果你有点尴尬、不舒服，甚至情绪激动，大方承认就是了。把感受说出来。这样对方才不会误解你的肢体动作、飘忽的目光，以及其他稍显奇怪的表现。当你坦诚地将脆弱一面示人时，交心的对话就开始了。

说出自己的需求，并告诉对方自己需要何种支持和帮助，等待你的将是走出低谷，迎接转机。

建立健康的边界感

与填满空杯同等重要的是学会保护好自己的杯子。

请记住，你没有义务保证能量的无限供应；为了预防自己被掏空，你应划清一定的界线。

边界感薄弱的人会经常觉得时间和精力不属于自己。一点不错，如果你不懂得划清界限，或不能守住边界，你就很难对别人说"不"，你的家人、朋友、同事会不断有求于你，那些自卑、自恋的人也容易被你吸引，因为你总是以"讨好"的姿态示人。

"互帮互助"本身没什么问题，但是当你屡屡承担超出自己能力范围的事情，永远把别人的需要放在自己前面时，就只剩下倦怠这一条死路了。

很明显，关爱过度者极其容易模糊自己的边界感。另外，即便在今天，大量女性（或被认定扮演女性角色的人）都对"提出明确拒绝"倍感纠结，无论她们是否有关爱过度的倾向。这是因为长久以来，女性被定位成迁就者，她们要照顾别人的需要，不能产生自己的需要，哪怕很想说"不"，也要用"好"来代替。在这种环境下，确立边界感是颇具颠覆性的——我们要适应给出否定答复的行为，说出真实想法，提出自己的诉求，勇敢地为自己划定界线。

如果你是讨好型人格或有关爱过度的倾向（二者常常发生在同一个人身上），而且你极度看重"被他人需要"，那么向对方说明难处、表达拒绝对你而言无异于在一段关系中选择"自杀"。如果你靠着别人的认可来确立自己的价值，那么拒绝别人意味着令他们不悦，并失去他们的认可。这也给了"拆台小分队"借题发挥的机会。

如果你本身就比较自卑，缺少自我认同，习惯低调行事，那么说出自己的需求，甚至跟对方划清界限可能听起来相当恐怖。我承认，建立边界感就是会令人不舒服，令人害怕，而且在前期需要你鼓足勇气，做好颠簸与磨合的准备。但是，当我从毫无原则变得界限分明时，我得到了前所未有的安全感。

学会说"不"

拒绝别人的确不是最受欢迎的做法，而且最初你会难以启齿，但是如果你想守护好自己的杯子，避免过度自我消耗，就得从说"不"开始。

拒绝别人也是与讨好的倾向相悖的，然而如果你不能坚守住界线，你自己的时间和精力就会失守。

好消息是，你不必非得义正词严地把"不"说出来，也不必为此道歉，更不需要编造借口。实话实说就是了——你和其他人一样，都有说"不"的权利。

学会拒绝与变得刻薄、自私毫无关系，它只代表你对自己的精力和时间负责。例如，一位同事想请你看一份他做的报告，而你已经在满负荷工作了，此时可以说："不好意思，我手上的工作已经满了，现在没有时间。"如果你愿意，查过日程后可再提议一个自己有空的时间去帮他审阅。当场把这件事应承下来只会给自己平添压力，还可能把自己的工作和同事的求助都搞砸了，倒不如坦诚相告。

又如，朋友邀请你共进晚餐，而此前你已经计划好要享受当晚的独处时光，为了兑现自己的许诺，充分休息，建议可这样回复："谢谢你呀，但今晚确实不行。我们……（提供日期）一起去……（提供其他活动）怎么样。"

大多数人一定会理解的。还有少量的人不太习惯，特别是你从未拒绝过的人，他们可能会极力劝说，直至你产生负罪感，从而改变主意。如果他们真的步步紧逼，那么你应记得守住底线，不要退让。

当我刚开始练习说"不"的时候，有几次惹得对方不开心，但这种难堪是会过去的。对方不会一直生气，而我也第一次从中品尝到保护且照顾自己的感觉。慢慢地，那些曾对我的拒绝行为感到震惊的人，也慢慢学会拒绝别人了。

为自己建立健康的边界感，也是在允许其他讨好者为他们自己设立界线，很快地，每个人的杯子都会重新被装满。

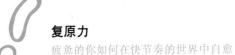
现在你需要做哪些事?

回顾第 115~135 页有关调节情绪,构建和谐人际关系的

关键步骤,分析自己需要将哪些内容融入生活。

- 如何将那些内容融入自己的生活?
- 这一步达成后,下一步的目标是什么?

_____

_____

_____

_____

03

第三部分
重塑自己的生活

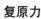
拥有自己喜欢的
幸福人生从来不是偶然
的。热爱的事业、舒适的生
活方式、滋养身心的关系以及广阔的
成长空间不会平白无故地出现。

这样的生活是需要亲手创造的。

你需要花时间思考，明确自己的需求。

敢于做梦，敢于让梦想成真。

你需要频繁挑战自我，挑战体内的"拆台小分队"，历经风雨，
摆脱恐惧、限制性信念和无谓的自尊，激发出自己真正
的潜力。

你的生活不由别人定义。

设计自己的人生

为自己的生活做主是很有难度的，但为此努力是值得的。生活中没有什么比意识到你真的可以设计自己想要的生活更令人兴奋的了。

这其实是我们生而为人最基本的能力之一，勇敢做梦，然后用计划、信念、行动和承诺让梦想落地生根。既然如此，为何还要将自己的生活交与他人呢？

活在自己的阴影下和他人的期待中是不会带来幸福、满足或成功的，那只会让你觉得生活满是沮丧、不安和虚无。你隐隐感觉一定是缺了点儿什么，生活中一定有比这更多的东西。

为了让自己爱上生活，不断成长，你需要用心设计，优先考虑自己最在意的事。

将有利于身心发展的活动加入到每天的日程中，而所从事的工作也应该能够滋养灵魂，帮助自己找到生命的意义。

敢于做梦

被倦怠困住的你通常会觉得自己梦想的生活遥不可及，但我向你保证：认准目标，踏实行动，你迟早能实现梦想。即使只是迈出最开始的几步，你也能体会到变化的发生——当你坚信自己能够改变生活，能量将重新积聚，新的可能性也会对你开放。

过去十年间，我一直在帮助别人创造他们热爱的生活和事业，他们所取得的成果从未令我失望。

从困顿、痛苦、倦怠、迷失到精力充沛、活力满满，我见证他们重新掌控自己的人生，为生活燃起激情。这令我无比感动，也充满敬畏。当人们全心全意做出改变时，其能量不可思议。

重新设计生活，不是一蹴而就的事情。生活中的每次重大变化都需要时间和行动的累积。不过，信念的力量是无穷的，一旦你开始为之奔赴，你将愈发自信，然后一步一步向幸福靠近。

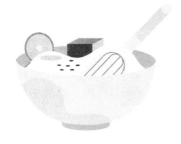

有利于身心
发展的活动

重塑生活之前，应明确自己希望生活中充满怎样的事物。哪些元素能为你的身心发展提供助力？

本书第二部分"恢复自己的能量"可作为参考，但你仍需为自己定制一份清单，列出适合自己的活动、工具和做法，让忙乱的自己保持乐观沉稳、精力充足的状态。请理清思路并填写后面几页内容。

填写时，某些元素重复出现也没有关系，这说明该元素对你格外重要。倘若一时不知该如何回答某个问题，也不必担心，这代表你需要在这一方面多做探索，寻找更多灵感。

定制我的个性化清单

滋补身体的食物

什么样的营养早餐能开启你元气满满的一天？

_____

你希望用什么营养午餐来补充能量？

_____

在正餐之间，准备用哪些健康零食来提神醒脑？

_____

晚餐喜欢吃什么？

_____

（请参考第 52~53 页作答）

补充体力的活动

哪些活动有助于为你的身体注入活力？

_____

关闭工作模式

哪些活动能帮助你在每天下班后切换成居家模式？

_____

哪些活动能确保你在周末或休假时从工作中抽身？

_____

哪些活动能让你在度假时充分享受悠闲假期？

_____

给大脑片刻宁静

当你能在上班期间休息 5 分钟时，如何放松最有效？

_____

当你能休息 20 分钟时，可以安排哪些活动？

_____

当你在工作中午休时，什么活动能帮助你休整脑力，更新精神
能量？

_____

放松

哪些活动有助于你释放一整天的压力？

_____

怎样的活动和练习能帮助你充分放松身体？

_____

高质量睡眠

你需要怎样的外部条件才能睡个好觉?

_____

为了能睡足 7~8 个小时,你需要几点钟上床?

_____

哪些活动能帮助你放松下来,更快入睡?

_____

享受简单的快乐

哪些活动是你眼中的小美好?

_____

寻欢作乐

你喜欢哪种乐趣?

_____

你喜欢什么样的娱乐活动(或你小时候喜欢怎么玩耍)?

_____

你喜欢在哪些活动中发挥创造力?

_____

你喜欢什么样的探险活动?

_____

什么活动使你精神振奋?

_____

当你想获得灵感时，你会怎么做?

_____

冷静的头脑

哪些活动有助于平复你的心绪?

_____

哪些做法有助于你培养平和的心态?

_____

体验心流

你最喜欢做什么事?

_____

哪些你喜欢的活动能使你沉浸其中，连续几个小时保持专注?

_____

适合你成长与发展的环境

你喜欢什么样的环境（可以写下一些具体的地点）？

_____

你喜欢在什么环境中工作？

_____

你喜欢在什么环境中放松？

_____

什么环境有利于你寻找灵感？

_____

什么环境有利于你反思过往，并确立新目标？

_____

你在什么环境中感觉自己最快乐？

_____

你在什么环境中感觉自己最平静？

_____

独处

享受高质量独处时光时，你喜欢做什么？

_____

交友

你喜欢和你爱的人一起做什么？

_____

与怎样的人相处，令你感觉最舒适、最积极？

_____

如何遇见这些人？

_____

你如何与社区或周围的人加强联系？

_____

哪项活动最受欢迎

也许你注意到，有一些活动、工具、人名或地名在填写时出现了不止一次。这说明上述元素能同时解决好几个问题，值得充分利用。对我来说，写日记、锻炼身体和融入大自然是最有效的。

哪些元素可以每天使用？（如冥想、锻炼、晚上11点钟之前上床等）

_____

哪些元素可以每周出现？（如融入大自然、与朋友小聚、夜间数码排毒等）

_____

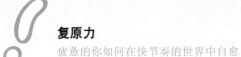
哪些元素应争取每月实现一次？（如绘画、出城游玩、现场观看
演唱会等）

_____

哪些元素应每年安排一次？（如静修、度假、参加节庆活动、与
朋友共度周末、修读一门感兴趣的课程等）

_____

到此为止，你的个性化清单就生成了，请在它
的指引下改变自己的生活。

如何重塑生活

挖掘完自己喜欢的元素后，就可以学习如何重塑自己的生活了——让自己最爱的元素变成生活中的新习惯。

挑选两种你最想在生活中实现的元素，立即付诸行动，并坚持一段时间，使它们成为你日常生活的一部分。

最难的当然还是起步阶段，别松懈，当它们成为习惯，一切就水到渠成了。

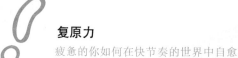
为生活点缀新的习惯和仪式感

分析每一个自己希望加入生活的元素，并回答下列问题：

1. 具体需要做什么？（如夜间数码排毒的所有步骤）

_____

_____

_____

_____

2. 计划在什么时间完成？（如周二、周三晚上）

_____

_____

_____

_____

3. 如何提醒自己按时完成？（如将它加入日程，并
   用手机闹铃提醒自己关机）

_____

_____

_____

_____

4. 如何让这件事在生活中扎根，并且可持续？（如提前
   写下数码排毒期间各种可以做的事）

   _____

   _____

   _____

   _____

5. 完成后的感受如何？（如我得到了休息和放松，并感
   到自由）

   _____

   _____

   _____

   _____

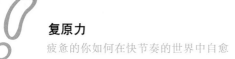

先定个小目标

如果是一件五六分钟就能完成的小事，那么每周坚持五至六天是比较容易做到的。

如果你选择了难度大、耗时长的元素，如 10 分钟的冥想或 30 分钟的运动，那么需要制定合理的目标，每周能做 1~3 次就很棒了。

我强烈建议: 从一定不会失败的元素开始做起，逐步加码。

找出最佳时机

为了找出最适合新习惯发生的时间段，你可能要多试几次。比如，早间的冥想有助于为开启一整天的工作做好准备；午休时的冥想能帮你平复神经系统，补充精力和能量；晚间的冥想有利于睡前放松。你可以在不同的时间都尝试一下，看看何时对你最有效。

为自己赢得时间

生活由许多我们习以为常的事物构成，所以我们常常认为自己被安排得满满当当，抽不出时间培养新的习惯——直到我们把电子屏幕关掉。

盘点自己的日常活动，看看哪些是可以剔除的。举例来说，如果你清早醒来的第一件事就是抓起手机看新闻、查信息、刷视频，那么可以将这个习惯改为冥想、读诗、看书、写日记、做拉伸或到花园散步。不论你决定做什么，都要把手机从床头拿开，换上自己想读的书或其他起到提醒作用的物品，起床后径直去做。

倘若你想在生活中加入一项耗时 30 分钟或以上的新元素，那么就需要做些腾挪，为自己争取相应的留白。时间不是"找"来的，而是主动"创造"出来的。微调自己的日程安排或许就能赢得一整块的时间，而借此完成的活动能改变你的一天，甚至重塑你的生活。

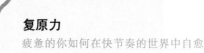
如何机智地
创造时机

- 能否早起半小时？
- 是否早出门半小时？
- 能否在回家的路上完成？
- 能否下班后在晚上完成？
- 能否利用周末时间去做？

如何确保提醒到位

对于希望在特定时间完成的活动，可为其设定手机闹铃，如果想要远离虚拟世界，可以在恰当的地方贴一张便签，用于提醒。

詹姆斯·克利尔（James Clear）在《掌控习惯》（*Atomic Habits*）中提供了一种打造新习惯的高效方法，他建议我们通过习惯堆叠的方式，用已有习惯触发新习惯。举个例子，如果你想在早晨做一次30秒钟的风箱式调息，激活身体状态，而你本来就有早起喝茶的习惯，那不妨在烧水时完成风箱式调息。

再如，清晨你一定会出门散步（为了遛狗、送孩子上学或步行到地铁站），那就可以考虑为这项活动配上一次感恩练习，在心里默默列一份感恩清单。

我的一位朋友上班通勤需要40分钟，她把这段时间用于冥想——在公交车上找位置坐好，塞上耳机，闭目冥想。等到了目的地，她已经调整好状态，精神饱满地拥抱工作去了。

如何减少执行阻碍

清晨锻炼是很多人"妄想"养成的习惯，但是当 6:30 的闹铃响起时，我们又纷纷说服自己再多睡一会儿吧。

这主要是因为前期创造的便利条件不足。

就拿锻炼来说，前一晚你需要将装备备齐。如果第二天清早打算在家练瑜伽，那么前一天睡前要把瑜伽垫铺好，以便起床就能立即投入。

还可以报名加入晨练课程，督促自己行动。或是约上朋友一起运动。我的另一位朋友是这样"自断后路"的：他直接穿着运动装去上班（工作服带好，放进背包），由于早上没洗澡，他不得不去一趟健身房，一旦进入健身房，就会选择先练一会儿再洗澡。你也可以试试。

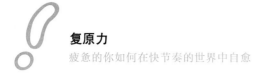
接受最开始的阻力

新元素的融入过程不会一帆风顺。旧习难改，毕竟，新习惯的加入预示着某个旧习惯被推到边缘。

行为改变专家莎鲁·伊扎迪（Shahroo Izadi）在著作《善待自己，即便你不完美》（*The Kindness Method: Changing Habits for Good*）中谈到，"无论我们是否喜欢，旧习惯之存在自有其意义，它能帮助我们转移自己对某些不良感受或想法的注意力，否则旧的习惯就不会形成了。"

因此，遭遇阻力时，别气馁，别急躁，再坚持一下。就算行动中断了，你也可以重新上路。

回到既定轨道

新习惯的建立常会经历从坚定到动摇的过程，某些时候，你还会不止一次地偏离轨道。

来自生活的挑战就不少。你会觉得时间紧张或者短期内看不到成效。你体验到各种难处，因而疲惫不已。"拆台小分队"会怂恿你放弃，告诉你这一切绝无可能。你也的确会气愤地把这本书丢进抽屉，抛弃新的习惯，退回到原来的行事方式。每到这个时候，记得对自己说：偏离方向，甚至想要放弃是在所难免的。

丧失冲劲，跌回旧的习惯，并且想宣告放弃。

这都在预料之中。

没必要为此惩罚自己。你不是失败者，你只是偏离了目标。用接下来的方法振作起来，重返既定轨道吧。

重回正轨五步走

步骤 1：原谅自己

提醒自己踏上这趟旅程的初衷。

步骤 2：探知原因

是什么让你偏离了轨道？有没有解决方案？"拆台小分队"说了什么？

步骤 3：重新投入

收拾心情，再次明确目标以及新习惯将带来的好处。让"撑腰小分队"为自己加油鼓劲。

步骤 4：采取行动

通过做一些让自己感觉良好的事情来加强自己的决心。

步骤 5：庆祝进步

你的人生画布

日历是我们用来设计生活的画布。

我们的日历或日程本收录了工作和家庭生活中发生的事件，而它恰好能作为我们重塑幸福生活的切入点。

如果你平时不怎么使用日历，那么现在要考虑启用了——纸质的日程本或电子版软件都可以，重点是能区分每日时段，方便你进一步完善设计，为想做的事安排好具体时间。

我在手机和电脑上同步使用一款日历软件，它同时支持与伴侣分享日程。软件的优势在于允许我对不同的活动进行颜色编码：粉红色代表工作项目；深绿色代表培训课程；浅绿色代表有益身心健康的活动；黄色代表有趣的事情；蓝色代表约会和其他生活事项；橙色代表与儿子有关的事情。

借助这套颜色编码，我能一目了然地掌握自己每周的生活，特别是是否安排了足够的娱乐、放松活动在其中，而日历的形态就仿佛我人生的画布。

兑现对自己的承诺

不论采用哪种日历形式，关键是要与它深度绑定。

凡是被写入日历的事项都一定要发生，所以每天睡前应查看第二天的日程安排，做到心中有数。

设置闹铃提醒来兑现你对自己（和他人）的承诺，并且在每次答应对方的诉求之前，都要核对现有日程。

只有当你相信日历中的事项都将发生时，你才有能力设计出自己渴望的生活，这张画布才有意义。你会对自己的行动力、执行力燃起信心。与其任由别人左右自己的生活安排，不如用自己的需求和计划填满它。

这份日历也从一个微不足道的时间管理工具变成你夺回生活主动权的武器，帮助你过上想要的生活。

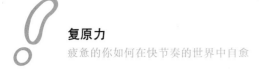

与温暖的人结伴同行

敢于将自己的幸福放在首位，挑战内心的"拆台小分队"，持续为生活带来积极变化，这些都是难以做到的，需要决心、时间和精力。如果有人一路相伴，激励你，支持你，帮助你重回正轨，沿途的风景也许会有所不同。

如何找到那个人（或那些人）呢？如何获得他们的支持呢？

或许他们也在为自己梦想中的生活努力着，你们正好可以相互扶持——每半个月碰面一次，线上或线下均可，聊聊进展，讨论一下各自的挣扎，告诉对方自己在接下来两周的小目标。

若是找不到同行者，也可以让那些温暖的、积极支持你的人知道你的计划，定期与他们分享近况，共同庆祝每一点进步，从他们那里汲取智慧和力量。

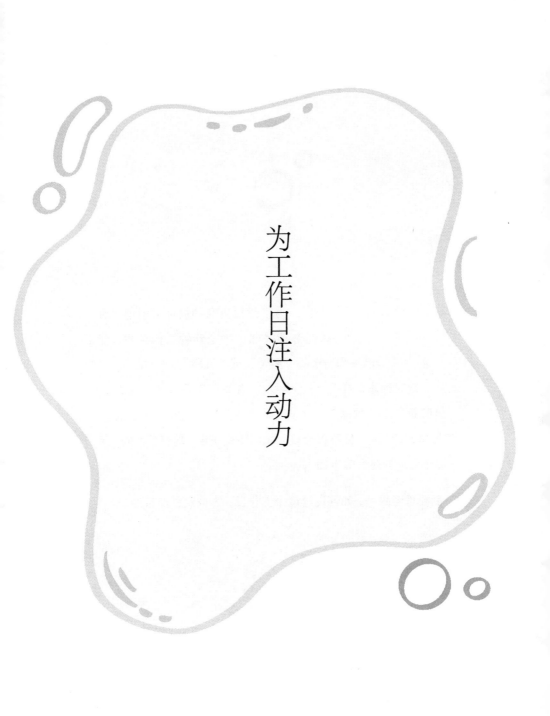

为工作日注入动力

为了跳出倦怠的循环，活出自我，我们必须找到一种全新的工作方式，让自己成为所谓的"另类"或"先驱"——在一天之中定时休息，在晚上关闭手机，在睡前不看邮件，在周末完全切断与工作的联系，给自己享受生活的机会。你知道吗？这样做的结果是，你不仅会成为职场中最快乐、最有活力的人，同时也会成为最有效率的人。

下面要思考的是，如何设计每个工作日，为成长创造条件。

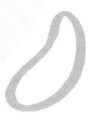

一日之计在于晨

早晨的状态将为一整天定下基调，它也是难得的自我时光。

既然后面是满满的工作安排，那么在家中醒来的这段时间，就用来抚慰自己吧。

如果一睁眼就想查邮件、回信息，将如此宝贵的时间拱手交给手机或电脑，那你需要立即改进。现在就了解一下如何用正确的方式打开新的一天吧。

激活身体能量

一些不起眼的小事能带来奇妙的功效，以下活动能帮你迅速清醒，找回状态：

1. 起床时喝一大杯水

人在刚醒来时是脱水状态，而脱水会导致疲劳。起床时的一杯水可以加速激发活力。

2. 淋浴时用冷水收尾

在正常淋浴结束时，用冷水冲洗30秒钟（可根据自身承受能力适当延长时间）。这既能提升能量和情绪，还有助于提升免疫力，

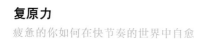
让你振奋起来。

3. 风箱式调息（30 秒钟呼吸训练）

强烈推荐你尝试这种呼吸训练（详见第 59 页）。它对
激活能量有奇效。我以前总是在疲惫中醒来，但是自从
学会了风箱式调息，睡意加速消失，整个人也没那么焦
虑了。它真的比咖啡还管用。

若是具备晨练的条件就最好了。用 30 分钟来拉伸、散步、
完成 HIIT、在厨房里跳舞，或者做一些家务——让身体
动起来，让心脏跳起来，为大脑补足氧气，在快乐荷尔
蒙的环绕下打开新的一天。

我身边的许多朋友都用晨练改变了自己的生活，你也可
以早些起床，运动一下。需要注意一点，安排何种训练
活动应听从身体的感受，有些时候，HIIT 最适合，而其
他时候，20 分钟的温和瑜伽最应景，总之不能太死板。

去除浮躁

想要脚踏实地，内心安稳，下列活动可以尝试：

- 记日记。
- 冥想。
- 瑜伽。
- 锻炼。
- 跳舞。
- 呼吸训练。
- 为这一天设定一个目标。

- 融入大自然（给室内的植物浇水、到花园散步）。
- 阅读正面且肯定的话语。
- 静坐几分钟。
- 写下你所感激的事。
- 让内心的"撑腰小分队"为你加油。
- 听音乐。

多测试几次，找出最适合自己的方法，使之形成习惯，踏实地开启每一天。

如何拥有最佳工作日

打卡上班！我们中的很多人都被职业倦怠所困扰，每一个工作日都成为苦难的"重灾区"，因此必须立刻改变。

你需要学会管理自己的能量，否则你将"腹背受敌"，在左右逢源、东奔西走中耗尽心力。体内的"拆台小分队"，还有外界形形色色的人都会将你来回蹂躏，让你迷失，陷入慌乱。

接下来，我会推荐一些能用于守护工作日能量的工具，建议你每读完一部分，都停下来想一想，选出最有利于自己调整心态、提升效率的两种做法。请把它们加入到你的工作日中。

预定休息时间

想要让一整天精力充沛，定期休息必不可少。人非机器，不眠不休就只有倦怠的下场。首先，要学会与次昼夜节律系统保持同步（详细解释请见第 97 页），每工作 90 分钟应休息 20 分钟，待能量回升，你将以更为专注、饱满的状态投入后续的工作。如果你的工作日已经被会议占满，那么要争取在上午、下午及午间各休息20分钟（午餐时段的休息可适当延长）；安排会议议程时，也应充分考虑中场休息的时间。如果你的工作日没有会议安排，建议设定一个每隔90分钟的提醒，定时让自己喘口气。

很显然，计划不如变化快——正当你准备休息时，领导可能要召开临时会议，或者客户突然打来电话，然后一忙就是两个小时，中间只剩五分钟休息时间。可是，有总比没有好。一旦你逐渐发现了休息的重要性，你总能想方设法将它的优先级提高。

而在那些忙得不可开交的日子里，要记得告诫自己：只有在保证休息的前提下，你才会做出更明智的决定，拥有更敏锐的大脑、更高的工作产出和更富有同情心的自己。

休息时间趋近于零

如果休息时间完全不由你自己控制，该怎么办？甚至一谈到想要休息，你就会遭到同事的嘲笑？这种时候需要发挥更大的创造力。倘若你确实拿不定主意，请务必阅读下文"稳步迈入事业转型"，我会对调整工作方式、工作地点提供一些建议。

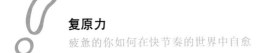

在休息中保持能量水平

休息期间，选择合理的活动与暂时脱离工作同样重要。

5 分钟也好，20 分钟也罢，抓紧这个机会补充能量，抚平心绪。如果你本身性格外向，独自忙碌一段时间后，可以休息一下，找人聊聊天（外向的人能从与他人相处中获取能量）；如果你性格内向，在喧闹的会议结束后，不妨自己待一会儿（内向的人在独处中汲取能量）。

如果在工作中消耗了大量体力，休息时应着重放松身体，激活大脑；如果你的工作是对着屏幕耗尽脑力，休息的时候需要活动身体，做些拉伸，不要再想工作的事了。

如果你的工作就是与人打交道，那么应利用休息时间改善心态，填满自己的杯子（见第 118 页）；如果你从事高强度工作，肾上腺素分泌过度，负面压力激增，那么请在休息时平复自己的神经系统（见第 80 页）。

寻找空间，开启深度专注模式

这很有必要。

只要你的工作对专注力有要求，你就需要找到一个不被打扰并能进行深度思考的空间。

开放式办公室（或其他充满人群、噪音和干扰的工作场所）既是压力和倦怠的温床，同时也是完成任何严肃工作的克星。干扰和分心一旦开始，就越发不可收拾，直到令你发狂。从同事的友好询问到身边聊天的声音，从电话铃到音乐声，还有咖啡机、复印机呼呼作响，各个方位，防不胜防。

根据世楷（Steelcase）公司的一项研究，在开放式办公室中的人平均每3分钟就会被打断（或分心）一次；再根据加利福尼亚大学进行的一项关于生产力的研究，当你在做深度专注的工作时，可能需要大约23分钟才能在被打断后回到正轨。

理想情况下，你的工作场所应开辟少量"闲人免进"的区域，供有需要的员工使用。如果不具备这种条件，可以考虑另辟蹊径。

- 能否借用闲置的会议室？
- 能否申请偶尔居家办公，用于推进需要深度思考的工作？
- 公司附近有没有环境适宜的咖啡馆？
- 如果在家办公也有噪音困扰，能否将卧室、儿童房或备用房间做些改装，在日间临时充当工作室？

如果以上做法都不奏效，那就准备一副降噪耳机吧，再在门口或工位旁贴上一张"请勿打扰"的提醒，为自己争取片刻清净。

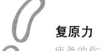
运动、拉伸，还有深呼吸

运动、拉伸和呼吸训练应成为你的日常项目，它们对保持精力和头脑清醒十分重要。最好能尝试把它们养成习惯，例如每次泡茶、操作复印机或去卫生间的时候，都要伸展身体，并配合三次缓慢的深呼吸。可以在手机上设置一个闹铃，每小时提醒你一次。

补足身体能量

如果你没有钟爱的营养食品，或是在工作期间也没什么买零食的机会，那就利用第 51–53 页的提示，投入一点时间为自己做好准备，提前确定理想的午餐和零食，保证一整天的能量供应。

补足水分

白天很容易忘记喝水，而脱水是造成疲劳和大脑迟钝的重要原因。所以，如果你知道自己一旦忙起来就不怎么喝水，那么快去买一个漂亮的水杯或水壶，在每次休息时把它灌满。这是提高日常能量最简单的方法。

关闭所有消息提醒

把所有电子设备上的所有提醒都关掉，其重要性不言而喻，尤其要确保电脑屏幕上没有弹窗或通知，智能手表弹出的消息提醒也要关闭。总而言之，让新消息提醒从你的生活里消失。

一次只做一件事

打破"多任务并行"的错觉，它除了会拉低生产力，还将毁掉你的情商、智商、注意力和创造力（见第93页）。

如果你做起事来不够专心、容易拖延，建议尝试番茄工作法（见第94页）。

职场自救工具

压力倍增、困难重重时，可选用下列工具来渡过难关。

感觉压力很大？

休息一下，并试着将负面压力转化为良性压力，请参考第80-82页。

感觉不舒服、不痛快？

当你感到厌烦、愤怒、心烦意乱、没有动力，或纯粹就是觉得不痛快时，叫个暂停，帮助自己克服这些感觉。请参考第122~124页，做一次情绪检查，整理自己的感受。

感觉不堪重负？

拿出一页纸，把积压在心底的事情全部写下来。

感觉累了？

离开屏幕，休息一下——活动身体，伸伸懒腰，呼吸新鲜空气，进行风箱式调息（见第59页），或者小睡一会儿。不要把疲惫当作常态，要知道"感觉累了"其实是一个信号，你需要尽快采取措施，补充能量，有时候几分钟就够了。

感觉自己做不到？

所有的自我怀疑、丧失信心、自我否定都是"拆台小分队"在搞鬼，一旦出现这种情况，放下手头的工作，听一听"拆台小分队"在传递什么信息，降低其音量（见第32页），然后耐心地将"撑腰小分队"的音量调高（见第41页），这时你将感受到力量，并回到正轨。

你一定能做到。

职场中的能量保卫战

职场令人生畏的另一个原因是，要与人打交道。不止我们自己，其他人也饱受压力，需要时刻应对各自的"拆台小分队"。再加上偶尔跳出来的自恋者，自大狂……

对于"有毒"的老板，我能想到的唯一建议就是离开他们（请参考第 196 页）。不过，如果你需要处理与冒失队友、难缠同事或有偏见的领导之间的关系，我倒是有话要说。千万不能让他们无限制地占用你的时间和精力。

是谁偷走了你的时间

在团队中工作的一大麻烦是经常被拉去参加与自身职责无关的会议，或被卷入一系列不知所云的邮件中。有些本可以在第二天处理的事务，也可能在深夜以短信的形式侵入我们的生活。

如果给你制造麻烦的是一个苛刻、自恋的老板，改变他或许颇有难度。如果是同事或下属染上了这种工作习惯，不妨尝试以下措施：

和他们聊一聊

如有可能，找到这些偷走你时间的人，为你们之间的工作沟通订立一些规则。比如，下班后或周末不发工作短信，将你列为参会人员之前需要跟你确认等。若他们依旧我行我素，就不断提醒他们，直到他们遵守规则。同时，可以考虑鼓励他们效仿你的做法，为工作中的沟通制定原则。

向他们索取细节

下次他们要求你开会、打电话、碰面商议"要事"时，如果你担心这项活动将毫无成果，那么可以直接请他们说清楚讨论的具体议题或必须参会的原因——习惯浪费他人时间的人通常无法对此提供合理的答案。

告诉他们你正在做什么

如果有人总是在工作中无法"自理"从而向你求助，不要急于答应对方，让他们知道你已经在满负荷运转了，至少要一周后才能有时间。这样拒绝几次，也许能让他们知难而退。

不要立刻回复

一些人是狂热的邮件、短信爱好者，稍有风吹草动就发起信息攻势，看得人眼花缭乱。当我处在倦怠边缘的时候，也有这种习惯。

对付这种行为的最好做法是延迟回应，不去迎合对方的紧迫感。如果没从你这儿得到回复，他们会调转火力继续"轰炸"下一个目标。

询问他们能否在上班时间处理

倘若对方有在工作日下班后或周末发消息的习惯，每次你只需回复"能否等上班后再处理"。礼貌地让他们意识到此刻的时间，并向对方解释这是在占用非工作时间。而且，每次他们越界，你都要给出同样的解释。一旦他们被激怒，开始纠缠你，到那时你们再当面聊聊。

扪心自问，我们每个人在职场中也会染上不好的习惯，甚至偷走别人的时间。一旦你意识到这一点，不要过度自责，你最需要做的是消除这些习惯，建立健康的边界感，让自己和他人的时间、精力都得到保护。

如何应对难缠的同事

"难缠"可以有多种表现，好胜心强、攻击性、情绪化……无论哪种，都是对自身精力的极大考验。下面提供一些应对措施：

● 设立明确的边界

建立健康的边界感，守护自身能量，确保自己不被他人的坏情绪误伤。

● 意识到自己要被影响时，叫个暂停

借助第 80 页、第 172 页的工具，调理自己的情绪，降低压力水平。

● 换位思考

同为"打工人"，我们都有受伤的时刻。先别急着给我白眼，我只是陈述事实。多些同情和理解吧，对自己，也对他们。

● 可以的话，同他们聊一聊

借此机会了解对方的处境，也说明自己的感受。可以回顾第 132 页的建议，用不指责、不刻薄的方式完成对谈。

● 与"局外人"聊一聊

如果你觉得暂时无法与难缠的同事交谈，可以跟中立的或支持他们行为的人谈一谈，这或许可以带来不同的视角，启发你如何处理当前关系。

● 情况恶化时，大胆求助

如果与他们的沟通陷入僵局，你当然可以向老板或人力资源部门的同事求助，寻求指导和支持。

职场上的歧视和不平等待遇

工作场所中的不平等待遇包括年龄歧视、身材歧视、性别歧视、阶层歧视、种族主义、缺乏无障碍设施、同性恋歧视等。这些传说中的"主义"和"恐惧"让职场灾难反复上演。

职场霸凌的受害者，由于内心痛苦，极易发展为职业倦怠，还可能患上创伤后应激障碍（PTSD）或其他心身疾病。

在西方社会，如果你就职于一家典型的白人公司，其成员均为受过大学教育、身体健全、无需照顾子女的中产阶级异性恋男性，而你恰好在某方面与他们不同，那你将有很大概率在某些时候因为"做自己"而遭遇某种歧视。

这显然不公平，当事人绝不应坐以待毙。

我们应该携手打造一个公平、公正的世界，但这需要时间。在为之奋斗的同时，我们必须采取一定的措施，保护当下的自己。

这个过程必定荆棘丛生，

请有所准备：

- 找到志同道合的人，抱团取暖。加入线上、
  线下的社群或团体都可以，在同伴的分
  享、引导和扶持下重新站起来。在彼此信
  任中获得力量，让你知道自己并不孤单。

- 在职场中找寻盟友。跟这些值得信赖的同
  事谈论自己在工作中遇到的问题，获得他
  们的开导与支持。

- 向职场老手请教。找到一位有过类似经历
  的导师，请他为你支招，在职业发展方面
  也请他来把握方向。

- 在阅读中获得指引。通过书籍、文章和纪
  录片，了解曾有过类似遭遇的人们是如何
  逆袭成功的，他们将赋予你力量。

- 用合法手段维护自己的权利。了解与歧视
  相关的法律法规，如果你在职场中遭受歧
  视或不平等待遇，可以诉诸法律。

- 为他人声援。用自己的微薄之力给予他人
  支持，本质上也是在支持自己。为彼此而
  战，让工作场所变得更包容、更多元。

潜藏在职场中的种族微歧视

微歧视在工作场所中屡有发生，有时候每天都会出现：

"我可以摸你的头发吗？"

"快看，现在我晒得和你一样黑了。"

"你原本来自什么地方来着？"

"放心，我不看肤色。"

还有，被邀请参加一个你知道自己通常不会被邀请的会议，充当"工具人"，这样你的公司就会显得"多样化"，等等。

反种族主义学者诺瓦·里德（Nova Reid）将种族微歧视定义为："隐晦地向少数族群或弱势群体表达排斥，让他们觉得自己来错了地方或不应出现在此。"

她解释道："种族微歧视悄然出现在工作场合、人际交往、群聊和聚餐中，令受害者有苦难言。

单独看每句话似乎都是无害的，这才令受害者无从防备。如果他们反复被怠慢、被轻视，继而变得敏感多疑，但外人却难以理解他们'偏执'的原因。这既会影响到一个人的自尊、自信和归属感，也会降低其对生活的满意度，制约未来发展。关于种族创伤的研究还表明，经常暴露在种族压力下，将导致创伤后应激障碍。"

尽管反种族主义斗争任重道远，在彻底扭转局面以前，诺瓦就如何处理职场中的种族微歧视分享了如下建议：

首先，确定自己是否安全。在对抗日常生活中的种族歧视时，很可能遭到指责或报复。评估一下自己的能力，再决定是否要站出来（你不需要将每一次歧视行为都指出来）。

如果自己是安全的，决定是当下解决还是延迟解决，建议使用的措辞为：

1. 你刚刚说到……（复述对方的语言或行为）
2. 这伤害到我了 / 这让我感到…… / 那有些过分了。
3. 我很看重我们之间的关系 / 我们这个团体，希望你顾及我的感受。

如果觉得不安全或能力不足（与种族主义正面对抗当然是艰难的），记得求助同伴或盟友。不要一个人硬扛，让其他人看到、听到并佐证你所承受的一切，由他们证明你根本不是偏执，让他们帮忙反击。

在这个过程中，不要放弃对自我的关怀。

频频遭遇种族微歧视会令我们感到不幸，其影响尤为深远。为了尽早让自己好起来，不要道歉认输，要学会排解，多做滋养心灵的事，唱歌、跳舞、作画、锻炼，拥抱大自然，尝试新鲜事物。

如果你以局外人的身份希望为遏制种族歧视做些贡献，那么最好的方式就是持续学习，以便看清自己内心深处的种族主义，然后允许平等对话的发生。诺瓦与我曾就此话题深刻对谈，那绝不是一场轻松的对话，但我们的友谊不仅得以延续，甚至还加深了。

正如她所言："微歧视往往披着赞扬的外衣，说的人也大多并无恶意，但隐蔽在其中的歧视的确存在。我们应谨慎应对，重点在于减少伤害。"

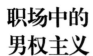

职场中的
男权主义

大概只有男权社会的既得利益者才会说性别不平等已经成为过去了，他们活在自己的气泡里，对女性在职场乃至家庭中的各种遭遇熟视无睹。

但不平等待遇不会因为他们的一套说辞就凭空消失了。他们自己掩耳盗铃也就罢了，企图操纵女性、想把她们也装进气泡的大有人在。

多年以来，我目睹一位又一位优秀女性在晋升路上撞得头破血流，当她们与占据统治地位的精英阶层对峙时，才真切体会到头顶上的无形障碍——董事会成员中有超过四分之三是白人男性，这便是根植于职场中的不平等现实。

职场妈妈的境遇则更令人忧虑，她们往往需要战胜两重歧视，身为人母的她们可能从此与晋升无缘，有一些甚至因此而失去就业机会。

如果这十年间我看到的不幸都是出于我的工作性质，是极少数的个例，那么我周围大量女性朋友的类似遭遇足以说明，职场中的男权主义随处可见，从未消失。这就解释了为什么我的许多女性客户都想要辞职创业。她们厌倦了旧职场中的一切——歧视、不公、工资差距、无形障碍、被人议论、被人看不起、男性的迷之自信以及情感操控。

经过多年的忍耐和奋斗，她们最终没能获得认可，而那些坐上她们梦寐以求的位置的人，也只是因为他们的肤色和性别。她们心灰意冷，决定退出。

幸好，这是一个以退为进的选择。旧职场原本就不是为她们设计的，而很多女性在辞职后拥有了更宽广的天地。当然，并不是每个人都能随意退出或离开，在这种情况下，请遵循以下要点，尽可能地保护好自己。

在一个有缺陷的系统中，别让自己支离破碎。

下班时间到！

明确工作与家庭的界限，是顺畅在工作模式和居家模式之间切换的关键，只有这样，家庭才能再度成为没有工作的温馨"避难所"。

复原力

疲惫的你如何在快节奏的世界中自愈

让自己放下工作、从工作模式中抽离出来需要一点小小的仪式感，比如：

- 查看日历和日程，对第二天要做的事有个心理准备。
- 确定第二天最值得关注的三件事，将它们写下来。
- 整理桌面以及自己的办公空间，提前备好文件和工具，方便第二天早上直接投入工作。
- 如果你是居家办公，将所有与工作有关的用品收起来，关掉电脑上与工作有关的窗口和标签，准备进入居家模式。

- 如果你在公司上班，那么应利用好上下班的旅程。前面我们介绍过如何安排上班通勤的那段时间，而下班的路上你需要让自己松弛下来，关闭工作模式——可以听听歌，运动一下，给朋友打个电话或到公园走走。
- 在找到最佳方案之前，还是需要多尝试不同的活动。总之，踏进家门时，你应该神清气爽，忘掉工作，做好享受生活的准备。

释放一整天的压力

若在下班以后仍然感到有压力，应及时排解。

为防止压力囤积，请尝试下列活动：

- 抖动身体：如果你觉得压力太大、不堪重负，可以用抖动身体的方式将压力甩掉，几分钟就能见效。

- 运动：这是释放压力、补充能量的好方法，它有助于快乐荷尔蒙的分泌。

- 融入自然：脱掉鞋子，背靠大树站立，看流水潺潺，仰望天空，深呼吸，感受大自然的治愈力量。

- 使用镇静安抚精油：柠檬、薰衣草、佛手柑、洋甘菊等特定气味有令人难以置信的镇静效果。在包里、浴室里或办公桌上预备一些精油，烦躁时，闻一闻。

- 拥抱：皮质醇这种压力荷尔蒙被释放时，身体同时也在分泌催产素——一种"拥抱诱导"激素。所以，压力陡增时，拥抱一下吧，这对一些人格外有效。你可以拥抱自己爱的人，或是抱一抱自己。我亲测有效的做法是，用双臂紧紧抱住自己，深吸一口气，轻轻拍打自己，让自己得到安慰。与伴侣的亲密互动也能释放催产素，爱抚、亲吻过后，你将收获轻松与平静。

- 倾诉：有的时候，把感受说出来，向别人坦诚自己的压力和担忧，也能帮助你冷静下来。

- 笑出来：压力逼近时很难笑得出来，但可以找些让自己发笑的东西，笑一笑，让压力释放。

- 冥想或意象训练：二者能有效消除压力。"头脑空间"中有丰富的冥想练习，最短的仅需 3 分钟，可供你随时取用。

- 洗个热水澡：将压力融化，让身心得到放松。当身体变暖时，催产素也被更多地释放。

为自己预留时间

下班回家还是会有不少琐事，洗衣、做饭、整理房间、帮孩子洗澡……这些我都也都经历过。尽管如此，依然要为自己留一点时间，让身心得到修复。不必追求大块的空闲时间，从小事做起即可。比如，睡前阅读 10 分钟，洗个热水澡，和朋友叙旧，做一会儿手工，玩个小游戏，在厨房里摇摆身体或为自己准备最爱的饭菜等。

这些为我们带来十分钟短暂欢愉的活动看似不值一提，但把它们累积起来，将能改变我们的生活。

在晚间仍需操心工作

某些情况下，确实需要在晚上继续工作（应确保这种情况只是偶尔发生）。对此我的建议是，力求在工作之余为自己留出一小块时间，做些滋养身心、陶冶情操的事。

要值夜班怎么办

如果你之前的习惯是清早下班，然后倒头就睡，那么我建议在睡前增加一些耗时不长的小仪式，让自己完成从工作模式到居家模式的切换——可以在回家的路上就试着调整心态，用轻松的心情踏进家门。

睡醒后，抽出时间放空一下，不去理睬工作和邮件，专心地为身体和心灵补充能量。

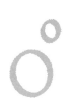

让改变慢慢浮现

以上便是为工作日注入活力的完整方案，期待它能带你遇见崭新的自己。

不过，滴水穿石非一日之功。

请你从自己觉得最有必要环节开始改进，为生活增添新的习惯，一旦它成功融入，再聚焦下一个环节，稳扎稳打，直到彻底完成转变。

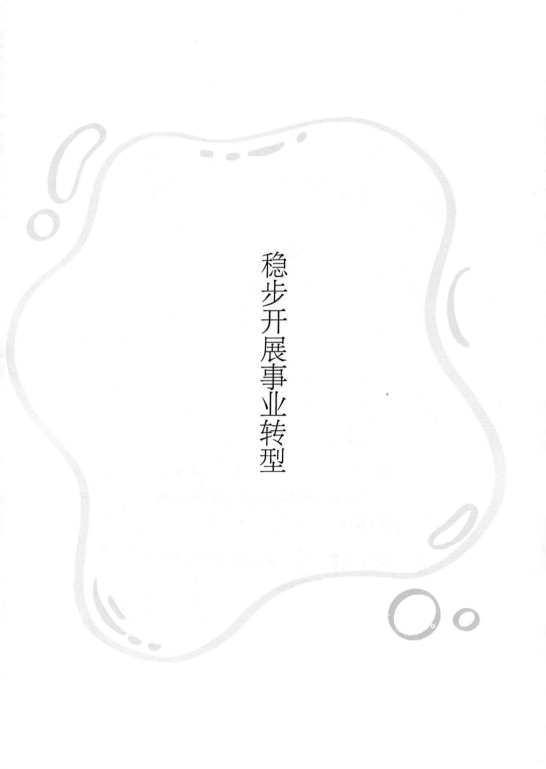

稳步开展事业转型

通过改变每一天的生活，你发现自己的力量和能量正在重新积聚，但同时你可能看到，为了获得更广阔的成长空间，需要酝酿更大的改变。

这时，辞职、转行、游走他乡或者告别一段关系都可能成为选项。

你准备好了吗

不管变化的内容和程度是什么，你都要对自己的畏惧有所预期。即便你为之兴奋不已，将其奉为追梦之旅，你内心的"拆台小分队"依旧会蠢蠢欲动。

凡是变化，都意味着走出舒适区，踏进未知地带，这是"拆台小分队"最不愿意看到的。因此，它一定会不遗余力地制造恐惧、怀疑，迫使你退缩，怂恿你留在原地——现状再悲惨，也比变化要安全。

这就是为什么重塑生活是无比勇敢的表现。拥有自己喜欢的人生从来就不是偶然的，对任何人都是如此。它总是需要你付出勇气，离开舒适区，敢于走出一条属于自己的人生之路。

在做出任何变动以前，请用心思考下列问题：

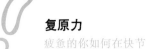

复原力
疲惫的你如何在快节奏的世界中自愈

明确你到底想要什么

起初，你非常确定自己需要辞职、离开这座城市或搬去另一个国家，但是，如果你没想明白自己到底想摆脱什么，那么这些表面功夫不会令你解脱。请仔细思考，明确自己到底想要什么。

要大胆思考，不要为自己设限。最常见的情况是，在"拆台小分队"的作用下，我们过于贬低自己，觉得内心的最佳答案是一种奢望，便退而求其次，完全不给自己尝试的机会。一路走来，我学到的最宝贵一课就是，如果你真心认同自己的梦想，你就有能力将其实现。所以，别犹豫，接纳内心的真实想法，向那个目标发起努力。

寻求灵感

寻找那些与你情况类似并成功完成转变的人，了解他们的故事，用这些案例来激励自己，调低"拆台小分队"的噪音音量。

摸索与尝试

在行动前就定好全部路径，但一步到位、万无一失几乎是不可能的。也许你需要前行好一段时间，才能稍微理出头绪。边走边摸索，与他人保持交流，这样你才会逐渐找到自己的路。

获得指导、支持和帮助

经历生活中的重大改变是很有挑战的，因此要尽量寻求指导、支持和帮助，避免独自面对。比如，朋友的情感支持，教练或导师的适时引导，转型成功案例的路径参考等。

调高"撑腰小分队"的音量

"拆台小分队"抵制变化，而"撑腰小分队"则刚好相反。想一想，你会如何支持、鼓励、爱护自己的朋友，让"撑腰小分队"对你说同样的话，为你加油，庆祝每一个点滴改变。

将大任务拆解成小目标

变动越大，越会令人心慌，如何放下顾虑？要学会把艰巨的大任务拆解成一个又一个可执行的小目标，让每一步都是可控、可管理的，然后你只需盯紧下一步，终极目标自然会向你靠近。

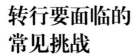

转行要面临的
常见挑战

如果你当前的职位有一定的社会地位，那么做出转行的决定将会异常艰难，因为你的自我价值来源于此。"拆台小分队"会惊恐地质问你，"离开了这个身份，你又是谁？"

如果由我来回答，我会说：离开那个身份，你将重获自由。初期的迷茫会令人苦恼，但当你重新建立方向感，找到对自己真正有价值的东西，知道自己想要为这个世界做些什么，外部束缚便无法左右你。

倘若你原来的职业或事业与帮助他人有关，比如医护人员、社会工作者，或许在最初加入时，你曾强烈地希望为他人服务，在他们脆弱的时刻承担起照护责任，从未想过要转行，那么现在的决定可能会让你感到痛苦。为了成就今天的你，你刻苦训练，付出大量的努力和金钱，而转身离开则更像一种背叛或失败。

如果你有上述想法，我想说的是，无论你从事何种职业、感到多么的失望、沮丧，错不在你，失败的也不是你。但是，忽略自己的身体和心灵，继续将自己捆绑在这份职业上才是真正的失败。是体制辜负了你，是整个系统不能让你茁壮成长，但它却在操纵你，让你误以为有机会——毕竟，当代职场到处充斥着男性特权和不公平现象。

凭借对身心创伤的深入理解，生活教练塔姆·托马斯（Tamu Thomas）为我们揭示了背后的真相：

"我们的生活方式，我们被驯服的方式，被灌输的概念，所谓的男权主义、资本主义、白人至上主义——这些无一不是为了让大众疲于奔命，从而让处于顶端的极少数人从大众的劳动中获益，并获得成功。"

"我们若想真正活出自我，就要勇于主动选择心仪的生活。而那有时则意味着不走寻常路，脱离令我们伤痕累累的旧系统。"

果断离开"有毒"的职场

"有毒"的岂止老板，还有某些企业文化，请你切勿靠近。

我听到无数有关工作场所中自恋狂、性别歧视、非法歧视、职场霸凌和种族主义的事例。

这些事例不止出现在企业里,学校、政府、医院、杂志社、创业公司、时装公司、唱片公司、创意机构,甚至于大名鼎鼎的慈善机构——没有哪个行业得以幸免。越是众人疯狂追逐的行业,越是时髦且流行的领域,其职场毒性越为猛烈。

我看到太多的朋友和客户与知名企业达成庭外和解,并签署保密协议,使得公司内部的霸凌、歧视、种族主义和性别主义事件免遭曝光,这种情况比比皆是,而且大多数当事人被迫选择沉默。

如果你正处在"有毒"的职场环境中,那你眼前只有一条路可走:

果断离开。

在一个把你当成机器，埋葬你的价值，甚至令你感到低人一等的环境中工作，你的自尊、自信和价值感会被消耗殆尽，整个人终将崩溃——"有毒"的老板和企业文化对心灵的伤害是极大的。

你像是遭遇了一场精神虐待，将一切问题归咎于自己，但其实你没有错，你只是需要伺机而动，退出那个"有毒"的环境。最稳妥的做法是先逐步重建自己的信心和力量，然后果断离职。

只要你还留在那里，就只会越来越悲惨，世界上所有的工具都帮不了你。

把一朵花栽种到"有毒"的土壤里，是不会有结果的。

你唯一能做的就是远离"有毒"的土壤——让"有毒"的老板和企业自生自灭吧，是他们配不上你。

这个世界一定存在对员工友好的公司和老板，他们乐于将权力下放到团队，并致力于保证员工的利益和幸福。找到这样的团队，加入他们。

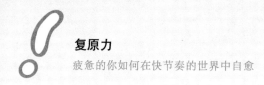
金钱并不是首要因素

如果你担心自己的收入，那么我向你保证，总有一条路能让你赚到足够的钱，并且不以牺牲幸福为代价。担任职业生涯教练十年以来，我从未见过有人转行或换工作失败，他们的过渡阶段都很顺利，而且能在新的岗位上自给自足。

千万别听信"拆台小分队"的误导，以为自己必须在幸福和金钱之间做出选择，这条限制性信念背后的信息是，幸福和金钱不可兼得——你要么做一份毫无快感的工作，用高消耗换取高收入，才有能力去买房、买车、度假；要么就做一份喜欢的工作，但是必须食不果腹，你没钱度假，更买不起房子和车子。

这不是真的。幸福和金钱可以兼得。

前提是，你必须真心相信。还记得"拆台小分队"的手段吗？如果你不去质疑那些限制性信念，就会默认它们是真理，将赚钱谋生和获得幸福对立起来，然后秉持错误的信念，做出错误的选择：

- 为求高薪，你不会拒绝一份自己不喜欢的工作。

- 为了自己喜欢的事业，你会忍受微薄的收入，甚至甘愿免费打工。

- 你不会去申请那些体面、有发展、报酬丰厚的岗位，因为你不觉得那是真的。

- 哪怕你有机会从事自己钟爱的事业，而且报酬颇丰，但内心的限制性信念仍会不依不饶，让你搭错火车，面试迟到；让你在入职前突然病倒，或是对自己的能力产生严重怀疑，然后在压力的作用之下超负荷运转，走向倦怠——没等你反应过来，限制性信念的魔咒已经把一份好工作变成了一种折磨。永远不要低估"拆台小分队"的魔力，为了证明其正确性，它不惜捣毁所有的好机会。

一旦你做好了转行或换工作的打算，请回顾第32~40页的工具，打破"拆台小分队"产出的限制性信念，让它们停止兴风作浪。

不能立即辞职怎么办

由于时机不成熟、准备不充分，有的时候你会想要再忍一忍。在这种情况下，请制订具体计划，确定提交辞职报告的时间。将时间定为半年甚至一年后都是可以的，有了这个时间线，你就会知道曙光即将到来。而在此期间，你只需尽力照顾好自己，借助这本书中的工具，充分利用时间，尽可能地休息、放松，做些能给你带来快乐的事，积蓄力量和勇气。

在酝酿辞职的日子里，你仍需在旧的岗位上苦苦煎熬，但是要学会有意识、有策略地减轻自己的痛苦。

积极寻求外界的支持和帮助。可以请一位教练或导师来提供指引，加入优质的在线社区，并且让朋友也来支持你。在一个恶劣、"有毒"的环境中生存，要妥善照顾好自己的体力、脑力和情感。

做一份过渡性工作

如果实在无法忍受目前的工作，建议临时选择一份过渡性工作，这样既可脱离自己厌恶的岗位，还能满足温饱。这份工作不必过于繁重（收入可能要低于原来的职位，或是做一份兼职），可以一边做，一边留出精力制订长期计划。

有的人这样做之后，发现这份临时工作反而打开了新的可能性，并决定长期做下去，因为他们有了更多时间追求自己的爱好，心情也变好了。

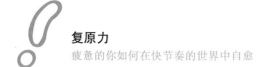

替换当前职业中的一些元素

转行并不是唯一解决方案，有些时候你只需将当前的职业重新包装一下——换家公司、换个上司——一切就理顺了。

此前，山姆请我为他做职业咨询，当时他在一家营销机构担任市场总监，被加班和职业倦怠折磨得不成样子，随后他换了工作，到一个大品牌企业负责市场工作，从乙方转型为甲方，他再也不用听从客户的指挥了，因为他自己就是客户。他可以每天下午5点钟离开公司，专注于发展自己的业余爱好。

身为一名医生，梅芙对这份职业失去了热情，觉得自己不能再做下去了。经过一番深聊，我们发现她厌倦的不是医学本身，而是其职业缺乏冒险和刺激。紧接着，她赴南极行医一年，职业倦怠消失了，这次体验令她重燃对医学的热爱。

萨米拉在伦敦一家律所全职工作的时候被倦怠压得喘不过气，状态极差的她决定辞职，做起了自由职业律师，她也从此更加自由，还在工作与生活间取得了平衡。

还有一些故事的主人公将自己擅长并且喜爱的工作技能合理放大，从而创造出更能体现个人价值的工作场景。

佩涅洛佩曾在一家跨国杂志集团摸爬滚打多年，已升任全球战略总监，她所处的工作环境以及她的倦怠程度都是我听到过的最为恶劣的。

但她的特长是帮助女性找到方向、发出声音，而且她具备丰富的团队管理经验，以及在男性特权为主流的职场中生存的技能。以此为基础，她创办了"我的职业生涯规划"（My So-Called Career）社区，为无法驾驭自身职业发展的女性提供帮助。

"我的职业生涯规划"社区的各项业务迅速步入正轨，佩涅洛佩在创业第一年就接到了一大批订单。

爱丽丝用了十年时间在多家小型慈善机构和媒体公司间辗转，她做过行政工作，也当过私人助理，但最终难逃倦怠。她渴望离开办公室，用不同的方式开展工作，并帮助世界各地有需要的人。为此，爱丽丝创立了一个名为"虚拟爱丽丝"（Virtual Alice）的虚拟助理业务，并在一周内拥有了第一位付费客户；她还学习了如何创建网站，将助理业务推广到线上——她终于从枯燥的办公室脱离出来，搬到马德里居住了。

还有上文提到的生活教练塔姆（Tamu），她曾经历重度职业倦怠。辞掉原来的工作后，她用自己的经历鼓舞了更多女性，帮助她们在当今的职场中获得成长——我也是其中的一员。

就算有再多成功范例，你可能还是会认为，让类似的事情降临在自己身上是难以想象的，甚至是无法实现的。但是你要相信，所有成功的人都有过同样的怀疑。每一个找我咨询的客户，都曾讲过：或许你帮不了我，我应该永远也找不到适合自己的职业了。

幸运的是，他们全都找到了。佩涅洛佩说："凡是令你痛苦的工作，都是不适合你的工作。"

适合就等于一直轻松吗？
不是的。
适合就等于从此告别挣扎吗？
也不是。
但如果每天都痛苦挣扎，这项工作就不能作为恰当的选项。
你有能力做出改变，快去大显身手吧。

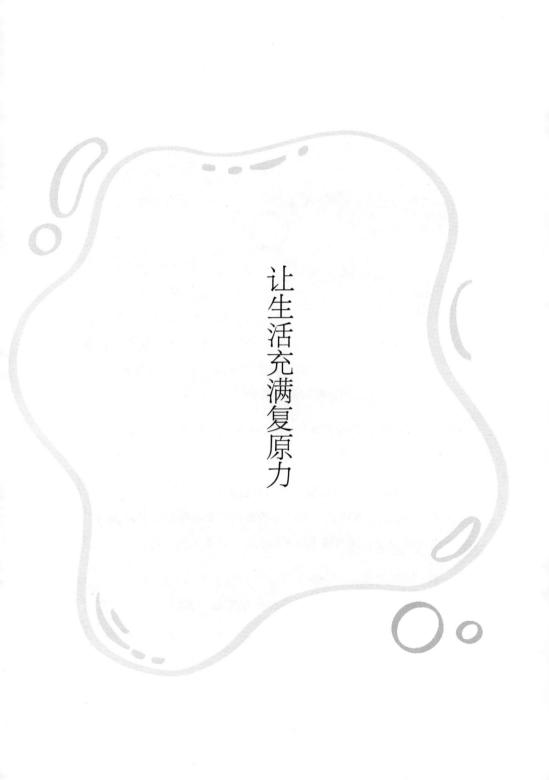

让生活充满复原力

倦怠袭来时，
身体是有感知的，
它会要求你停一下，慢
一点，换个视角审视自己的生
活——也许你的生活和工作方式出了问
题，急需做些调整。

这个世界处处有挑战，不公平的现象时有发生，但是我们
有权利也有能力不断成长。

从快节奏的世界中突破压力、内卷的重重包围，不是一夜之
间就能做到的。在布琳·布朗教授看来：如果掌权者对拼命
工作推崇备至，那么请求休息和玩耍也是需要勇气的。

我们的确可能半途而废，被强行拉回到快节奏的漩
涡中，遇见那个操劳过度、关爱过度、思虑过
度或野心过度的自己。

请回顾每种倦怠类型的典型特征，一旦你嗅到超负荷运转的迹象，意识到自己正逐渐将自我保养的习惯赶出生活，那么此刻，请使用本书中的工具来放慢节奏，让自己与身体重新建立连接，找回从容不迫，脚踏实地，神采奕奕的生活状态。

毫无疑问，只要你认清发展方向，将那些带给自己幸福感的元素融入每日生活，你便能逐步将倦怠感抛在身后，开启更平和、更积极的快乐人生。

而充足的精力和能量是实现这一切的保证。

恢复能量，重新掌控生活，不断获得成长。

这就是自我治愈的完整路径，也是让生活充满复原力的秘诀。

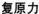

资源收纳箱

漫步人生路，请让自我治愈成为生活的常态。

读到这里，希望你找到了通向更平静、更幸福、更有活力人生的入口。请按照本书的方法持续练习，改写自己的状态和命运。你是否坚信，广阔天地，是值得自己拥有的呢？如果事情暂时不尽如人意，那势必要主动求变。希望我的分享能为你的生活带来积极变化。与其说这是分享的结束，不如说这是新旅程的开始。

将自己即将用到的关键工具收录到此处，制造源源
不断的幸福感和复原力。

为了找回从容不迫，脚踏实地，神采奕奕的生活状态，我每天必
做的事项是：

_____

_____

_____

_____

_____

_____

_____

为了在一天结束时改善身心状态，放松心情，重获平静，我需要
每天坚持：

_____

_____

_____

_____

_____

_____

_____

我的情绪自救工具

感到不堪重负时，做什么对我最有效？

_____

_____

_____

_____

_____

心态焦虑时，做什么对我最有效？

_____

_____

_____

_____

_____

"拆台小分队"令我心灰意冷、自暴自弃时，我需要做什么？

_____

_____

_____

_____

_____

压力加重时，我需要做什么？

_____

_____

_____

_____

这些信念，支撑我过好每一天

我所信奉的价值：

_____

_____

_____

_____

_____

我活在世上的意义：

_____

_____

_____

_____

我体内的"撑腰小分队"希望我永远记得：

_____

_____

_____

_____

_____

_____

_____

_____

_____

_____

_____

_____

_____

_____

_____

_____

_____

致 谢

在大家的陪伴和鼓励下，我终于完成了这本书的写作，想对你说声谢谢，因为它改变了我的生活，使我拥有了快乐、平静和强大的心灵力量。我为这本书，也为自己感到自豪。

书中的许多灵感都来自朋友们的分享，谢谢你们写信给我，说出自己的倦怠经历。

感谢庆祝会的姐妹们（Celebration Sisters），这本书为你们而写。

感谢我的合伙人薇奇·帕维特（Vicki Pavitt），她鼓励我把想法写作成书，还愿意逐一尝试书中的方法与工具。

感谢托尼·施瓦茨（Tony Schwartz）和吉姆·洛尔（Jim Loehr），二位的著作《精力管理》（*The Power of Full Engagement*）对我影响颇深，并启发我深入思考如何实现对自身能量的管理。

复原力

疲惫的你如何在快节奏的世界中自愈

感谢我的文学经纪人瓦莱里娅·韦尔塔（Valeria Huerta），没有你的信任，我不可能实现自己的写作梦想。

感谢 Aster 团队的出版顾问 凯特·亚当斯（Kate Adams），你帮助我打磨整本书的叙事结构，让它成为今天的样子。感谢章鱼出版集团，与你们的合作非常愉快。

感谢我的父母。我的父亲对我说，倦怠未必是一件糟糕的事，它可以成为梦想的催化剂；而在我绝望无助的日子里，我的母亲从未放弃过我，她陪我一起找到了通往幸福的道路。

最后，感谢方兹（Fonz），谢谢你的付出，使我有精力和时间来专注于写作，谢谢你的爱，我爱你如初。